UNE ÉPIDÉ~~MIE~~

DE

FIÈVRE TYPHOÏDE

A TAUVES (PUY-DE-DOME)

PAR

Le Docteur Léon BERTRAND

Médecin consultant à la Bourboule

————— ⇒◆⇐ —————

PARIS

G. STEINHEIL, EDITEUR

2, RUE CASIMIR-DELAVIGNE, 2

——

1891

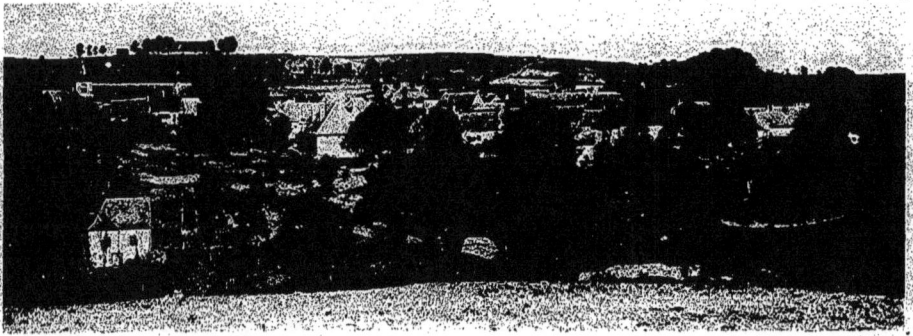

1890

9, RUE CADET, PARIS

TAUVES ET LE PLATEAU DE " LA MASSONNERIE "

Dans le bouquet d'arbres situé immédiatement au dessous du point blanc, voisin de la lettre A, se trouve le réservoir supérieur des fontaines publiques dites " de la Halle ". Les lettres A et B indiquent la direction de la coupe géologique annexée à la relation.

Cliché Léon BERTRAND

UNE ÉPIDÉMIE

DE

FIÈVRE TYPHOÏDE

A TAUVES (PUY-DE-DOME)

IMPRIMERIE LEMALE ET Cie, HAVRE

UNE ÉPIDÉMIE

DE

FIÈVRE TYPHOÏDE

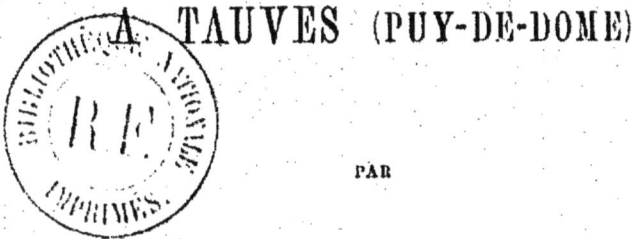

A TAUVES (PUY-DE-DOME)

PAR

Le Docteur Léon BERTRAND

Médecin consultant à la Bourboule

PARIS

G. STEINHEIL, EDITEUR

2, RUE CASIMIR-DELAVIGNE, 2

—

1891

UNE ÉPIDÉMIE

DE

FIÈVRE TYPHOIDE

A TAUVES (PUY-DE-DOME)

AVANT-PROPOS

Dans le courant du mois d'avril 1890, une épidémie
de fièvre typhoïde éclatait soudainement à Tauves (Puy-
de-Dôme) et, dès le début, se propageait avec une rapi-
dité de nature à inspirer les plus vives inquiétudes à la
population. Du 15 avril au 30 mai, trente-cinq personnes,
dont t···te habitaient la ville de Tauves, furent successivement ou simultanément frappées. L'épidémie se
termina en juin par six cas nouveaux, à la suite desquels
elle s'éteignit aussi brusquement qu'elle avait commencé.
On n'eut à constater pendant les mois de juillet, août,
septembre, octobre et novembre que sept autres cas,
disséminés dans le canton, irradiations probables du

foyer primitif. A Tauves, où elle était née, l'épidémie se montra particulièrement sévère. Six malades succombèrent ; ceux qui revinrent à la santé avaient présenté, pour la plupart, des symptômes d'une gravité exceptionnelle.

Je me trouvais à Tauves, à cette époque, et je fus appelé par mon ami, M. le Dr Guérin, seul médecin de la localité, à l'assister dans les soins à donner aux nombreux malades qui réclamaient ses secours. C'est ainsi que j'ai eu l'occasion d'étudier sur le vif et de suivre dans son évolution l'épidémie dont je me propose aujourd'hui de faire la relation.

Il n'y aura, dans le récit scrupuleusement exact des faits que j'ai à exposer, rien qui sorte du cadre ordinaire des relations de ce genre. A part les circonstances locales, mon procès-verbal semblera n'être qu'un décalque des nombreux documents qui, chaque année, sont versés au dossier encore ouvert de l'étiologie de la fièvre typhoïde.

A Tauves, de même que dans de très nombreuses localités, l'eau des fontaines publiques apparaît comme le principal, sinon comme l'unique facteur de l'épidémie.

Je ne puis manquer de rappeler, à cette occasion, que le rôle souvent funeste des eaux potables, dans la genèse des épidémies de fièvre typhoïde, avait frappé, depuis bien longtemps déjà, les médecins hygiénistes.

C'est à un Français, ainsi que l'a justement fait remarquer M. le professeur Brouardel, à Michel (de Chaumont), que revient l'honneur d'avoir, le premier, démontré ce rôle (1859-1860). Les observations de Murchison (1), celles de W. Budd (2), de N. Gueneau de Mussy (3) ; la communication, historique aujourd'hui, de Dionis des Carrières, sur l'épidémie d'Auxerre (1882) (4) ; l'enquête si concluante de mon cher maitre, M. le D^r Ch. Fernet, sur l'épidémie de Pierrefonds (1886) (5), celle de MM. Brouardel et Chantemesse sur l'épidémie de Clermont-Ferrand (1886) (6), et, à leur suite, de très nombreuses relations d'épidémies locales, ont créé peu à peu la doctrine de la véhiculation par l'eau. La bactériologie, en apportant la preuve figurée de l'agent pathogène, est venue donner à cette doctrine l'autorité de l'expérimentation et permettre à M. le professeur Brouardel d'affirmer au congrès de Vienne (1887), dans une magistrale conférence sur les modes de propagation de la fièvre typhoïde, que l'eau était, 90 fois sur 100, le distributeur de la maladie. A l'heure qu'il est, cette affirmation, sanctionnée bien des fois par les travaux personnels de M. le professeur Brouardel, par ceux de ses collaborateurs et de ses élèves, doit être, il me semble, acceptée par tout esprit impartial comme vérité acquise. Et s'il

(1) MURCHISON (C.). A Treatise on the continued Fevers of Great Britain. London, 1862.

(2) BUDD. Typhoïd fever. London, 1873.

(3) N. GUENEAU DE MUSSY. Clinique médicale, Paris, 1884, t. III.

(4) DIONIS DES CARRIÈRES. L'épidémie d'Auxerre en septembre 1882. Union méd., 13 mai 1882.

(5) CH. FERNET. Sur une épidémie de fièvre typhoïde qui a sévi à Pierrefonds en 1886. Bulletin de la Société méd. des hôpitaux, 1887.

(6) Annales d'hygiène publique et de médecine légale, mai 1887.

existe encore, même parmi les hygiénistes les plus dis-
tingués, des opposants à la doctrine de l'origine hydrique
des épidémies de fièvre typhoïde, ces adversaires, de
plus en plus rares, sont bien près de désarmer. Ils s'asso-
cient, dores et déjà, à M. le professeur Brouardel pour
appeler l'attention des pouvoirs publics sur la nécessité
qui s'impose d'assurer aux agglomérations une distribution d'eau potable exempte de toute souillure.

C'est qu'en effet, si l'origine microbienne de la fièvre
typhoïde est maintenant admise par tous les hygiénistes,
les statistiques mises en lumière par M. le professeur
Brouardel nous apprennent que, chaque année, cette
maladie enlève à la France environ 23,000 habitants (1).
La constatation seule de cette effrayante mortalité, à
une époque où toutes les questions qui intéressent la
défense nationale sont l'objet de constantes préoccupa-
tions, devait éveiller la sollicitude de tous. Aussi bien, le
Comité consultatif d'hygiène publique, interprète du sen-
timent général, a-t-il justement poussé le cri d'alarme
et proclamé, depuis nombre d'années déjà, que, la fièvre
typhoïde étant une maladie évitable, l'assainissement de
la France à ce point de vue était œuvre d'État.

Tous ceux qu'intéressent les questions d'hygiène sont
d'accord pour reconnaitre l'insuffisance des lois sanitai-
res actuellement en vigueur, la nécessité de leur refonte
complète. Cette insuffisance et l'obscurité de ces lois ont
été surtout mises en évidence chaque fois que, l'intérêt

(1) BROUARDEL. Les maladies évitables. *Annales d'hygiène publique et de médecine légale*, 1891.

général se trouvant en conflit avec l'intérêt particulier,
la Cour de cassation a été appelée à trancher le litige.
Dans bien des cas, l'administration s'est trouvée impuis-
sante à mettre fin à un état de choses notoirement dan-
gereux pour la santé publique (1). D'autre part il est
ressorti non moins clairement, de l'expérience journalière, que, dans l'organisation de l'hygiène publique, le
pouvoir central n'avait qu'une action à peu près nulle
sur les administrations locales.

La pauvreté de notre législation sanitaire est devenue
encore plus sensible depuis les découvertes de notre
immortel Pasteur, depuis surtout que ces découvertes,
si fécondes en résultats, ont ouvert une voie nouvelle à
la prophylaxie des maladies contagieuses.

Si les principes qui régissent les sociétés et les individus sont immuables, leurs applications diverses sont
essentiellement perfectibles, et doivent constamment
être tenues en harmonie avec les progrès de la civilisation
et de la science.

Les lois d'hygiène n'échappent pas à cette règle.

A ce point de vue, il s'est produit depuis quelques
années, dans notre pays, un mouvement d'opinion dont
un des initiateurs autorisés a été l'honorable et compétent
directeur de l'Assistance publique au Ministère de l'intérieur, M. Ch. Monod.

Je sortirais du cadre que je me suis tracé, si je voulais
passer en revue l'ensemble des très intéressants travaux

(1) Illégal l'ordre de combler des mares (Cass., 23 juillet 1864). —
Illégal l'arrêté prescrivant la vidange d'une fosse qui n'est pas absolument pleine (Cass., 1887), etc.

du Comité consultatif d'hygiène, où ont été successivement abordées toutes les questions qui peuvent se poser en l'espèce. Les conclusions pratiques auxquelles est arrivé le Comité ont abouti, notamment, à la rédaction d'un projet de loi, qui renferme d'importantes dispositions relatives à la police sanitaire des eaux potables.

La constatation de ces travaux devait tout naturellement trouver sa place au début d'une relation où vont être signalés, une fois encore, les dangers que font courir aux populations rurales les conditions presque toujours défectueuses de l'amenée de leurs eaux potables. Il est consolant aussi d'entrevoir la venue prochaine d'une ère nouvelle, qui marquera, grâce aux louables et persévérants efforts des hygiénistes contemporains, la première étape dans la voie de la suppression des maladies évitables.

Mais avant de commencer, je tiens à témoigner dans ces premières pages, toute ma gratitude aux maîtres bienveillants qui se sont intéressés à l'ancien magistrat, devenu sur le tard étudiant en médecine. Je dois leur être reconnaissant de m'avoir facilité par leurs excellentes leçons, soit théoriques, soit cliniques, la conquête d'une carrière qui m'assure l'indépendance.

Le premier nom que je tiens à inscrire ici est celui de M. le professeur Armand Gautier, directeur des travaux pratiques de chimie médicale, lorsque j'ai débuté sur les bancs de l'école. Ses précieux conseils, ses sympathiques encouragements, ont eu sur l'ensemble de mes études l'influence la plus utile.

J'ai à remercier sincèrement M. Léon Labbé pour son bien amical accueil à Beaujon, de même que pour les profitables leçons que j'ai reçues de lui. Comme élève et comme malade, je lui garde au fond du cœur un inaltérable souvenir.

Je ne veux pas oublier M. Millard, qui a bien voulu m'admettre dans son service, pendant une partie de mon stage.

Que mes chers et honorés maîtres, MM. Fernet, Ribemont-Dessaignes et Tuffier veuillent bien recevoir à leur tour la vive expression de ma reconnaissance. Le meilleur de ce que je sais me vient d'eux ; je n'oublierai jamais l'affectueux intérêt avec lequel ils m'ont toujours traité.

Enfin M. le professeur Brouardel, l'éminent et très sympathique Doyen de notre Faculté, me permettra de lui dire publiquement ici, combien je suis sensible à l'honneur qu'il me fait en acceptant la présidence de cette thèse. C'est en m'inspirant de son enseignement et de ses remarquables travaux sur l'étiologie et la prophylaxie de la fièvre typhoïde que j'ai entrepris l'étude de l'épidémie de Tauves.

Si, dans les conclusions de ce modeste travail, j'ai pu mettre en lumière des faits de nature à intéresser les hygiénistes, je le dois à l'extrême obligeance de M. le Dʳ A. Chantemesse, directeur du laboratoire de bactériologie à la Faculté, qui a bien voulu procéder aux recherches microbiologiques nécessitées par la nature de mon sujet. Que le savant bactériologue veuille bien m'autoriser à lui en reporter tout le mérite et recevoir mes très vifs remerciements.

ÉPIDÉMIE DE TAUVES.

INTRODUCTION

La recherche et l'étude des origines d'une épidémie nécessitant, avant toute discussion, la connaissance complète des conditions d'hygiène générale inhérentes à la population frappée, je me propose, après avoir donné un court aperçu de la topographie et de la géologie de Tauves, d'étudier l'ensemble de la situation sanitaire dans laquelle se trouvaient, en 1890, les habitants de cette ville.

Je consignerai dans un deuxième chapitre les résultats de mon enquête auprès des malades, m'occupant plus spécialement, dans chaque observation, de la question étiologique qui, seule, nous intéresse.

Je terminerai enfin par la discussion des faits observés, qui me permettront, je l'espère, de donner une solution satisfaisante au problème posé relativement aux origines de l'épidémie.

CHAPITRE PREMIER

Topographie et géologie de la région. — Climatologie. — Ancienneté de Tauves. — Les maisons et les rues. — Mouvement de la population. — Industrie et alimentation. — Habitation. — Immondices. — Eaux potables et lavoirs publics. — Écoles. — Constitution médicale et épidémies antérieures.

Topographie et géologie. — Chef-lieu d'un canton appartenant à l'arrondissement d'Issoire (Puy-de-Dôme), Tauves se trouve situé à 843 mètres d'altitude, sur le versant ouest du massif central des Monts Dore. La ville est construite sur un vaste gradin légèrement incliné au midi et dépendant d'une vallée accidentée, au fond de laquelle, à 802 mètres d'altitude, coule la Mortagne, petit affluent de la rive gauche de la Dordogne.

Cette vallée de la Mortagne, sensiblement dirigée de l'est à l'ouest, est creusée tout entière dans le « gneiss » qui constitue également le sous-sol de Tauves (1). La roche primitive se relève assez brusquement au nord de la localité pour servir de support à une immense nappe de basalte qui descend des Monts Dore en pente

(1) Voir la planche I (coupe géologique) due à l'obligeance de M. Bardin, agent voyer à Tauves.

douce et presque régulière, de l'est à l'ouest (1). Cette nappe basaltique forme immédiatement au-dessus de Tauves, au nord, à 943 mètres d'altitude, le plateau de « la Massonnerie » (2), dont j'aurai souvent à parler au cours de ma relation.

Le basalte, d'épaisseur variable, mais toujours relativement minime (10 à 20 mètres au plus), à la fois très dense et fissuré à l'infini (formes par retrait), offre par suite une surface facilement perméable. Sa masse est séparée du gneiss par un lit d'éléments décomposés, appartenant surtout au basalte, et transformés en une couche d'argile primaire dite Wacke en minéralogie. Au niveau de cette couche étanche, dans les ondulations du sol, se rassemblent les eaux d'infiltration, qui jaillissent en sources nombreuses sur les bords de la nappe basaltique, au point de jonction des deux roches.

Une de ces sources, captée au territoire de la Massonnerie, alimente la principale fontaine publique de Tauves, la Fontaine de la Halle.

Dans la campagne environnante, sur les deux pentes de la vallée, se voient de nombreuses prairies naturelles où les eaux vives abondent. Des pâtures garnies de genêts et de bruyères, des champs où poussent de maigres récoltes de seigle, de sarrazin et de pommes de terre, occupent les parties sèches et élevées de la région.

Peu d'arbres dans le paysage, sauf des frênes, assez

(1) Les époques géologiques d'Auvergne, par H. LECOQ, t. III, p. 489.

(2) J'ai adopté, pour ce nom « La Massonnerie », l'orthographe de la carte de l'État-Major.

abondants dans les haies vives qui entourent les propriétés; tous les mouvements du sol sont par suite nettement accusés à l'œil.

Climatologie. — La vallée de la Mortagne s'évase lar-
gement au sud-ouest de Tauves qui, de ce côté, est
fortement éprouvé par le vent.

Comme il faut s'y attendre, les saisons subissent l'influence de l'altitude à laquelle la ville est située.

Le printemps est froid et généralement humide; aussi
la végétation ne manque pas de s'en ressentir; elle est
toujours en retard d'un mois sur celle de la plaine qui
environne Clermont-Ferrand.

L'été, assez court, est chaud, avec des matinées et des
soirées particulièrement fraîches.

L'automne, moins humide que le printemps, présente
souvent des séries de beaux jours.

Enfin l'hiver, d'habitude rigoureux, commence de
bonne heure et se termine tard, se prolongeant parfois
jusqu'en mai.

La moyenne annuelle de température de la région,
pour les cinq années antérieures à 1891, ressort à + 6°,8.

La moyenne udométrique, pour la même période, nous
donne 1^m,27, chiffre notablement supérieur à l'indication
du tableau de Klein (0^m,995) pour l'altitude de 700 à 1000
mètres, à laquelle se trouve Tauves (1). Cette quantité

(1) Ces indications météorologiques, de même que toutes celles
qui figurent dans cette étude, sont dues à l'obligeance de M. Mon-
ghal, instituteur public à Latour-d'Auvergne, intelligent et zélé cor-
respondant de la station météorologique de Clermont-Ferrand. Ces

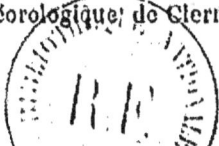

d'eau, si notable, doit être attribuée à la prédominance du vent de sud-ouest, qui amène presque toujours des pluies à sa suite ; elle nous paraît due également au voisinage du Pic de Sancy.

Ancienneté de Tauves. — Tauves existait, en tant qu'agglomération, à une époque très ancienne. On a découvert, en effet, près de la ville actuelle, sur le plateau de La Massonnerie, des vestiges de constructions gallo-romaines qui devaient être fort importantes ; de plus on a retiré, de fouilles pratiquées à Tauves, des vases en bronze et en terre rouge appartenant au même temps.

Le plus ancien document du moyen âge qui fasse mention de la localité, est une charte de l'an 1078 (1). Un titre de l'an 1615, conservé aux archives de la mairie (2), nous apprend incidemment qu'en « *l'année mil* « *cinq cents, la contagion s'estant espandue au dict Taul-* « *ves, elle emporta la plupart des habitants d'icelluy* ». Par ce titre, le roi Louis XIII octroyait au lieu de Tauves confirmation de cinq foires, dont la création remontait à l'année 1494 et qui se tenaient en janvier, mai,

observations ont été prises à Latour même ; Tauves étant à 7 kilomètres seulement de cette localité, et sur le même versant des Monts Dore, se trouve soumis aux mêmes conditions météorologiques.

(1) Donation par Pierre des Chaumettes au monastère de Sauxi-langes de la moitié du fief presbytéral de Tauves pour la fondation d'un prieuré. *Cartulaire de Sauxilanges*, Charte n° 852. Doulol. Clermont-Ferrand, 1864.

(2) *Lettres et privileges du Roy Louis XIII pour les foires du bourg de Tauves.* — *An de grâce mil six cent quinze.* (Archives de Tauves.)

juillet, septembre et décembre. La tradition leur a conservé l'importance qu'elles avaient autrefois, et si j'ai tenu à les signaler ici, c'est qu'il n'est pas indifférent à l'hygiéniste de noter ces grands rassemblements périodiques, dont le rôle dans la propagation des maladies contagieuses est parfois si marqué.

Pour en finir avec cet historique, je rappellerai deux incendies mémorables qui, en 1835 et en 1875, détruisirent un grand nombre d'habitations.

A la suite de ces incendies, les toits en chaume, autrefois nombreux au chef-lieu de la commune, disparurent complètement. Ils furent tous remplacés par des toitures en épaisses dalles de schiste, dont l'usage, assez restreint jusqu'alors, devint général.

Les maisons et les rues. — Les maisons sont basses; elles se composent uniformément d'un rez-de-chaussée et d'un premier étage, avec grenier au-dessus. Les murs, construits à chaux et à sable, avec des matériaux solides, gneiss et micaschiste, présentent une épaisseur peu ordinaire, de 0^m,60 à 0^m,80 et, dans les très anciennes maisons, de 1 mètre. Cette épaisseur a été adoptée autant à cause du poids des lourdes toitures de schiste que pour protéger les habitants contre le froid.

C'est aussi pour ce dernier motif que les pièces habitées présentent une très faible élévation (2^m,30 à 2^m,50) et qu'elles sont éclairées par de rares et très petites ouvertures.

Les constructions s'élèvent en bordure sur les rues. En raison de la configuration du sol, beaucoup sont adossées au terrain à des hauteurs pouvant aller jusqu'à 3 mètres, ce qui les rend assez humides.

En arrière des maisons, au centre des îlots, se trouvent les jardins potagers, de telle sorte que les bâtiments reçoivent de l'air et de la lumière par leurs deux principales façades.

Au nord et au nord-ouest, la ville échelonne ses dernières maisons sur les bords d'une route nationale ; elle est traversée de l'est à l'ouest par un chemin d'intérêt commun ; enfin, des rues bien percées, pavées en basalte roulé et en macadam, des places spacieuses, assurent partout une circulation facile.

Mouvement de la population. — Le recensement de cette année nous apprend que la petite ville de Tauves compte 170 maisons, réparties sur une surface de 70 hectares et 756 habitants, soit : 4 à 5 personnes par maison.

La population de la commune, chef-lieu et villages réunis, atteint le chiffre de 2419 habitants.

J'ai relevé sur les registres de l'état civil la statistique des naissances et des décès pendant la période décennale antérieure à l'année 1890, et j'ai trouvé comme moyenne annuelle :

A. — *Ville de Tauves, 756 habitants :*
Naissances, moy. ann. 21,   soit 27.7 par 1000 hab.
Décès..... moy. ann. 18.5 — 24.4   —

B. — *Tauves et villages, 2419 habitants :*
Naissances, moy. ann. 62.9, soit 25.58 par 1000 hab.
Décès..... moy. ann. 54   — 23.16   —

D'après les tableaux de Bertillon, la natalité en France serait de 26.5 pour 1000 habitants et la mortalité de 24. Les chiffres que j'ai relevés pour Tauves (ville) et Tauves (commune) n'accusent donc, à aucun point de vue, une situation anormale.

Malgré le chaos produit par le métissage et les variations individuelles, on retrouve dans la population du pays des spécimens assez marqués de la race celtique, prédominante en Auvergne à l'époque de l'invasion romaine.

Les individus à cheveux blonds, roux clair ou châtain, aux yeux gris, bleus ou verdâtres, au crâne dolichocéphale, au visage mince, comprimé latéralement, avec des arcades sourcilières accusées, s'y rencontrent en majorité.

Industrie et alimentation. — Tous, à peu près, dans la contrée, se livrent à la culture pastorale et à l'élève du bétail, industrie presque exclusive de la région montagneuse du Puy-de-Dôme.

Les habitants du bourg de Tauves, propriétaires cultivateurs, vivent du produit de leurs récoltes et de leurs troupeaux. Le laitage, frais ou fermenté, forme la base de leur alimentation ; viennent ensuite les pommes de terre, les choux et les salaisons de porc. La viande de boucherie, dont la consommation est restreinte, consiste surtout en viande de mouton.

Les habitants de Tauves, pour la plupart, se nourrissent de pain de 1re et de 2e qualité, pris chez les boulangers ; ceux des villages font leur pain eux-mêmes,

avec de la farine de seigle mélangée d'une petite quantité
de farine de froment.

Habitation. — La cuisine se fait souvent dans la pièce
qui sert de dortoir à toute la famille. Dans les anciennes
et pauvres maisons les lits, attenants aux murs, rappel-
lent les lits bretons; ce sont des nids à poussière où l'air
ne circule jamais. Des paillasses, en feuilles de hêtre
desséchées, en balle d'avoine, en paille de seigle, rem-
placent les sommiers ; les matelas, lorsqu'il y en a, sont
en laine, en bourre de lapin ou en plume.

Dans bien des maisons, quand l'étable n'occupe pas
le rez-de-chaussée tout entier, elle est séparée, par une
simple cloison en planches des locaux servant à l'habitation. Les dangers qui résultent de l'encombrement
sont augmentés ainsi dans une forte mesure. Toutefois,
il est juste de dire que ces dangers sont atténués : le jour,
par la vie au grand air que mènent les habitants ; la nuit,
par la ventilation qui se produit activement, du côté des
arges et profondes cheminées usitées dans le pays, autant
que par les fermetures défectueuses des portes et des fe-
nêtres.

Immondices. — L'évacuation des immondices a lieu
de la façon la plus primitive; la formule de « tout à
l'égout » est remplacée à Tauves par « tout à la rue »,
j'ajouterai : et au fumier. On en trouve de nombreux
amas dans les cours et dans les jardins, souvent même au
contact des murs de l'habitation.

Çà et là, sans trace de plan d'ensemble, suivant le

caprice des propriétaires, des canaux en pierres sèches, destinées à l'écoulement des eaux pluviales, reçoivent également les eaux ménagères, dont le sol absorbe la plus grande partie.

Les fosses d'aisances consistent en une fosse non étanche, creusée en terre, dans un coin reculé du jardin, sans abri ou couverte d'un toit rudimentaire; parfois munie d'un siège, mais sans cuvette ni soupape! Le plus souvent, le jardin ou la rue reçoit les déjections que les pluies sont chargées de laver et d'entraîner au loin.

Le sol est ainsi sûrement fécalisé à une certaine profondeur. Toutefois, comme la couche arable, les terrains d'éboulis et les sables argileux, sur lesquels repose la ville, présentent une épaisseur minimum de 3 à 4 mètres, je suis autorisé à penser, me basant sur les observations de Miquel, de Koch, de Frankland, que les eaux d'infiltration, épurées par ce filtro naturel, arrivent suffisamment purifiées au niveau de la couche étanche. L'expérience journalière confirme d'ailleurs à Tauves ces observations. En effet, l'eau des puits creusés dans les jardins reste limpide, même par les temps de grandes pluies; elle n'accuse ni odeur ni mauvais goût, et je ne sache pas que son usage ait jamais causé la moindre indisposition. Au surplus, on l'utilise très rarement comme eau potable; je n'en connais guère qu'un ou deux exemples que je citerai plus loin, et qui démontrent sa parfaite innocuité.

Eaux potables. — L'eau qui sert à l'alimentation de presque toute la localité est fournie par deux fontaines, appliquées aux deux angles de la principale façade de la halle, sur la place la plus importante et la plus centrale de Tauves.

Chacune de ces fontaines distribue l'eau par trois orifices, qui débitent ensemble, lorsqu'ils donnent à pleins tuyaux, 53 litres à la minute, soit 106 litres pour les deux fontaines. Le débit, extrêmement variable, diminue souvent de plus des deux tiers, pendant les étés secs. Une pluie d'orage suffit alors pour augmenter et parfois même pour troubler l'eau.

La source a été captée à 400 mètres environ de Tauves, dans les prés immédiatement au-dessous du plateau de La Massonnerie, dont j'ai fait connaître la constitution géologique. Le réservoir de captage est à 35 mètres au-dessus du niveau de la place de la Halle. L'amenée à Tauves se fait par des tuyaux en ciment, de 6 à 8 centimètres d'épaisseur, et d'un diamètre intérieur de 6 à 7 centimètres. Au sortir des prés la conduite, enfouie à un mètre de profondeur, aborde la route nationale 122, à l'entrée de la ville, longe ensuite cette route pendant une centaine de mètres, pour entrer dans la rue du Thuel, par laquelle elle atteint directement la place publique.

A quelques mètres du griffon de la source des fontaines de la Halle, jaillissent d'autres sources qui sont recueillies dans la partie haute du pré, en un réservoir utilisé pour l'irrigation. Le trop plein de ce réservoir, reçu dans une rigole de décharge, va former au coude de la route 122, sur son accotement, la fontaine-abreuvoir des Gan-

nos, où les premières maisons du quartier nord de Tauves
puisent leur eau potable. Au-dessous des bacs en pierre
de l'abreuvoir, à même dans les fossés de la route, est
agencé un lavoir primitif, qui sert à toutes les ménagères
du voisinage.

Un aqueduc souterrain conduit les eaux du lavoir dans
les propriétés situées de l'autre côté de la grand'route.

L'axe de cet aqueduc croise celui des conduits de la
fontaine de la Halle. Au point de croisement, les tuyaux
de la fontaine affleurent le radier de l'aqueduc. Je démon-
trerai toute l'importance de cette constatation, lorsque je
déterminerai quelles sont, à mon avis, les causes de l'é-
pidémie de Tauves.

Une fontaine publique est encore à signaler : celle du
Thuel. Elle se trouve dans des conditions aussi défectueuses, sinon davantage, que la fontaine-abreuvoir des
Gannes. Produit de suintements recueillis dans le terre-
plein des jardins situés au nord de Tauves, l'eau du
Thuel, après avoir suivi de misérables tuyaux de bois et
de terre cuite, affleurant le sol et brisés en maints endroits, vient remplir un bac creusé dans un tronc de
sapin. C'est une des plus anciennes fontaines de Tauves,
et chaque siècle y a laissé un échantillon des matériaux
dont il usait. Il n'est pas de source plus exposée que
celle-là à être souillée par des matières de toutes sortes.

Écoles. — Le bourg de Tauves est aussi bien doté que
possible sous le rapport de l'enseignement. Indépendam-
ment des écoles communales de garçons et de filles, il
possède deux établissements congréganistes importants,

l'un dirigé par les Frères de Saint-Gabriel, l'autre par
les Religieuses de la Miséricorde. Le premier contenait,
en mars 1890, 230 élèves internes ou externes, et 8 à
9 maîtres. Le second, plus de 200 jeunes filles et 8 religieuses. Ces deux établissements, situés hors de la ville,
au milieu de vastes jardins, répondent à toutes les conditions exigées par les règlements administratifs au
point de vue de l'hygiène. Ils prennent leur eau potable
dans leurs propriétés mêmes : au moyen d'un puits, chez
les Sœurs; par un système de conduits aboutissant à une
fontaine, chez les Frères.

Ces deux agglomérations situées aux deux extrémités
de Tauves, l'une au nord-est, l'autre au sud-ouest, vont
bientôt me servir de précieux témoins indicateurs, dans
la recherche des causes de l'épidémie de 1890. Il était
difficile de trouver, au point de vue expérimental, des
réactifs mieux appropriés à l'analyse que j'avais à faire.

Constitution médicale et épidémies antérieures.—Pour
ne rien omettre, avant d'aborder le chapitre des Observations, je dois dire un mot de la constitution médicale
du pays et rappeler spécialement deux apparitions antérieures de la fièvre typhoïde à Tauves.

Les influences du climat et de l'alimentation sont
ici dominantes. Si les fièvres palustres sont inconnues
dans la région, en revanche les affections aiguës ou
chroniques des voies respiratoires se rencontrent à
chaque pas. Elles préparent admirablement le terrain à
la tuberculose, qui reconnait encore pour cause adju-
vante la mauvaise alimentation. La diathèse arthritique,

sous la forme du rhumatisme chronique avec ou sans
déformation, et du rhumatisme aigu, est excessivement
fréquente. Elle détermine souvent des dyspepsies, qu'ag-
grave et rend incurables l'usage d'aliments grossiers,
qui cachent mal, sous un volume considérable, la pauvreté de leurs éléments nutritifs. La variole ne sévit que
d'une façon insignifiante, grâce à la vaccination, qui
paraît entrée dans les habitudes et se fait surtout de
bras à bras, par les sages-femmes.

C'est en 1885 et en 1887 que les épidémies de fièvre
typhoïde, auxquelles j'ai fait allusion plus haut, ont
éclaté à Tauves. La première débuta au mois de mai,
par un cas unique. Ce premier cas fut suivi de deux
autres, en août, et de trois en septembre; deux des
malades succombèrent et la contagion prit fin. Les
renseignements assez vagues que j'ai pu me procurer
me permettent de penser que cette petite épidémie fut
importée par un individu venant d'une localité voisine, où
quelques cas s'étaient produits.

En 1887, nouvelle apparition de la fièvre typhoïde.
Cette fois, son importation est très nettement établie.

Dans les premiers jours de janvier, M. V..., âgé de
18 ans, arrivait de Clermont, où sévissait encore l'épidémie qui a motivé la remarquable et savante enquête de
MM. les D⁽ʳ⁾ Brouardel et Chantemesse. M. V... sortait
malade du Lycée Blaise-Pascal, qui avait dû être licencié
par mesure sanitaire. Son père et sa mère reçurent de
lui la contagion, dont ils transmirent le germe à Mᵐᵉ F...,
qui les soigna pendant leur maladie. Le foyer épidé-

mique resta circonscrit à ce petit groupe de personnes, et l'on n'eût cette fois aucun décès à déplorer. Depuis lors, jusqu'au mois d'avril 1890, malgré de minutieuses investigations, je n'ai relevé soit à Tauves, soit dans les villages de la commune, aucun cas de dothiénentérie.

———————

CHAPITRE II

L'hiver 1889-1890. — Apparition de l'épidémie. — Les malades à Tauves. — Les malades dans les villages de la
commune de Tauves. — Les malades dans les villages du
canton. — Analyse des observations.

L'hiver 1889-1890. — Cet hiver n'a présenté pendant
les mois de décembre, janvier, février et mars, aucun
phénomène météorologique saillant, sauf une abondante
chute de pluie et de neige, le 25 mars 1890 (17 $^m/_m$,15 à
l'udomètre). La moyenne de la température de ces quatre
mois a été de + 2°,6, contre + 2°,1 en 1888-1889. L'eau
tombée pendant le même temps a mesuré à l'udomètre
292 $^m/_m$,2, contre 284 $^m/_m$,2 en 1888-1889.

Apparition de l'épidémie. — En mars et avril, les habitants de Tauves eurent à s'occuper de l'exploitation
d'une coupe de bois communal, appartenant à leur sec-
tion. Ce fut, pour la population valide, l'occasion de
nombreuses allées et venues, et, pour beaucoup, une
cause non douteuse de surmenage, tant à raison de la
distance à parcourir, que du travail pénible nécessité par
l'exploitation elle-même. Quoi qu'il en soit, la situation
sanitaire du pays était satisfaisante lorsque, subitement,
dès les premiers jours d'avril, un certain nombre de per-

sonnes accusèrent à la fois des malaises semblables : lassitude inexpliquée, courbature, céphalalgie, épistaxis, etc.
Du 15 au 30 avril, suivant le degré de résistance de chacun, vingt individus, habitant le bourg de Tauves, furent obligés de prendre le lit, et M. le Dr Guérin
constata chez tous les symptômes évidents de la fièvre
typhoïde.

L'intense foyer de contagion qui se créa d'emblée à
Tauves devint bientôt menaçant pour la sécurité des
villages voisins, dans lesquels on ne tarda pas à voir
apparaître, mais fort heureusement en petit nombre,
quelques cas isolés et quelques foyers épidémiques secon-
daires, qui restèrent d'ailleurs bien circonscrits.

Le graphique de la page ci-contre sur lequel j'ai pointé
les 51 cas de fièvre typhoïde qui se sont produits dans le
courant de l'année 1890, permet d'embrasser d'un seul
coup d'œil la marche de l'épidémie dans le canton de
Tauves, et sa distribution géographique. Il donne, par là
même, l'explication de l'ordre que j'ai adopté, pour clas-
ser en trois groupes les observations qui feront l'objet
des trois paragraphes suivants :

Pour éviter des redites, avant d'aborder le compte
rendu des enquêtes individuelles, je constaterai une fois
pour toutes : 1° Que de 1887 à 1890 il ne s'est produit,
ni à Tauves, ni dans le canton, aucun cas de fièvre
typhoïde. 2° Que les investigations les plus minutieuses
n'ont pu démontrer le fait de l'importation typhique à
Tauves, par un individu soit contaminé, soit venant
d'un pays contaminé. 3° Que tous les malades de Tauves,
formant le noyau compact de l'épidémie, se servaient de

la même eau de boisson et que cette eau provenait des
fontaines de la Halle.

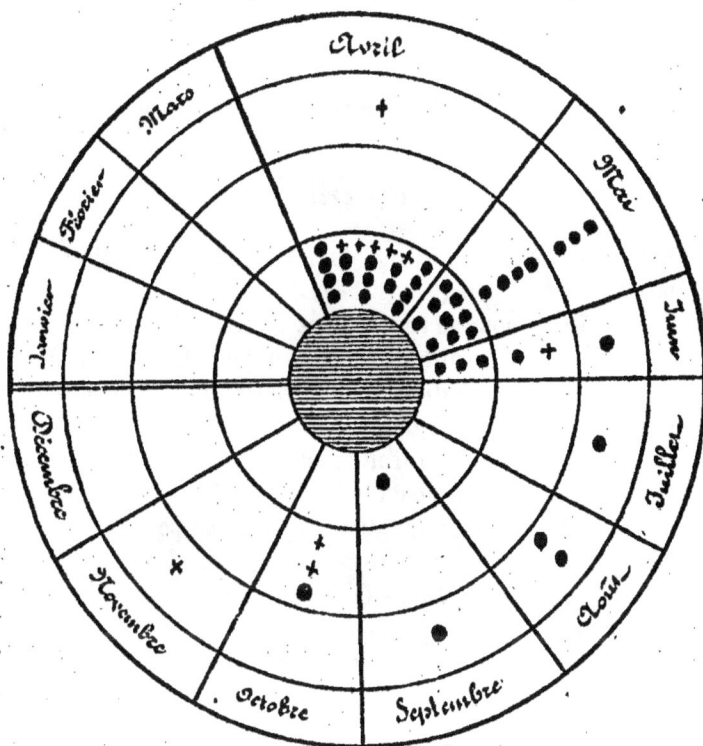

La zone centrale représente la ville de Tauves (obs. I à XXXIII).
*La zone intermédiaire se rapporte aux villages avoisinant
immédiatement Tauves (groupe de villages de la commune de
Tauves (obs. XXXIV à XLII).*
*La zone externe concerne les communes des cantons (obs. XLII
à LI).*
Chacun des secteurs correspond à un mois de l'année.
Les cas suivis de mort sont marqués d'une croix.

OBSERVATIONS

Les malades à Tauves (Obs. I à XXXIII).

13 avril.

Obs. I. — Louis G..., 19 ans, domestique de ferme. Premiers malaises avant Pâques (6 avril). — Le 13 avril, Louis G... quittait ses maîtres, pour se rendre chez sa sœur, Mᵐᵉ G..., habitant à Tauves, où il s'alitait. Je l'ai vu, pour la première fois, le 30 avril. — Température : 39°,8 ; agitation extrême, délire marqué, surtout la nuit ; douleur à la pression et gargouillement dans la fosse iliaque droite ; lèvres et dents fuligineuses ; nuage sensible d'albumine dans l'urine. — 3 mai, température du matin : 39° ; délire et agitation augmentés ; pouls au-dessus de 108, petit, dicrote ; otite droite suppurée. — Le 7, rétention d'urine, le 8, coma. — Louis G..., succombait dans la nuit du 9 au 10 mai, après avoir présenté, dans les derniers jours de sa maladie, des symptômes non équivoques de myocardite typhique.

Ce malade était entré, au mois d'octobre 1889, chez le sieur M..., fermier, habitant le bourg de Tauves. Il m'a donc été facile de reconstituer l'emploi de son temps ; j'ai pu m'assurer que Louis G... n'avait pas quitté Tauves de l'hiver, et que par conséquent il ne fallait pas, en ce qui le concernait, chercher hors du milieu dans lequel il avait vécu l'origine de la contagion.

Il couchait dans une étable, avec un camarade à peu

près de son âge qui n'a pas été malade — habitation humide — atmosphère viciée par la présence d'une douzaine d'animaux. Quelques jours avant d'éprouver les premiers malaises (céphalalgie, lassitude, frissons), Louis G... était allé travailler aux chemins du bois communal d'Auzolles. Sa santé jusqu'alors n'avait rien laissé à désirer et son alimentation était suffisante.

La famille M... au service de laquelle était le sieur G... comprend quatre personnes qui se trouvaient à peu près dans les mêmes conditions hygiéniques que lui et qui ont échappé à la fièvre typhoïde.

17 avril.

Obs. II. — Marie B..., femme G..., mère du précédent, 50 ans, habitant à Tauves, chez sa fille Mʰᵉ G..., avait été malade pendant une partie du mois de mars. Elle se plaignait alors d'un affaiblissement général, accompagné de douleurs vagues, de céphalalgie, d'inappétence, mais sans fièvre ni troubles intestinaux. Cette indisposition, mise par elle sur le compte de l'influenza, ne l'avait pas arrêtée un seul jour. Elle s'en considérait comme bien rétablie, lorsqu'à la date du 17 avril, à la suite de l'émotion que lui avait causée la maladie de son fils Louis, et de trois nuits passées à son chevet, Marie B..., prise d'une fièvre intense, fut obligée de s'aliter.

La maladie a duré quatre à cinq septénaires, lassitude extrême, anorexie complète, fièvre continue, oscillant entre 38° et 39°,5, céphalalgie persistante; météorisme et diarrhée modérés. La convalescence a traîné longtemps.

Chez cette malade, la continuité de la fièvre a été le plus net élément de diagnostic de la dothiénentérie, dont le début a été exceptionnellement brusque.

B.   3

Marie B... avait fait, dans le courant de mars, un voyage à Issoire ; on pouvait donc se demander si elle n'en avait pas rapporté la fièvre typhoïde. Je me suis renseigné à cet égard auprès du médecin des épidémies de l'arrondissement et, grâce aux renseignements qu'il a bien voulu me donner, j'ai pu m'assurer qu'il n'y avait eu à Issoire, en 1889 et 1890, aucun cas de dothiénentérie.

Il fallait conclure de là, pour Marie B..., à une contagion d'origine locale, soit qu'elle ait puisé le germe infectieux dans le même milieu que son fils, soit qu'elle l'ait reçu de lui. Dans ce dernier cas, la courte durée de l'incubation s'expliquerait pas un état spécial de réceptivité, dû à sa maladie antérieure.

18 avril.

Obs. III. — Lucien O..., 9 ans, alité le 18 avril ; durée de la maladie un mois ; forme adynamique ; rien de particulier à noter.

Il n'y a pas eu d'autre malade dans la maison, qu'il habite, avec ses pèr ... mère, dans des conditions hygiéniques bonnes à tou... égards : maison bien aérée, fosse d'aisances dans le jardin.

19 avril.

Obs. IV. — François B..., 19 ans, boucher, alité le 19 avril, accusait un malaise général depuis la fin de mars. Manque de sommeil, céphalalgie, anorexie. Au lendemain d'un voyage fait à une foire des environs, il était pris d'un violent accès de fièvre accompagné d'épistaxis. Après une période d'ascension rapide, la température s'établissait entre 39° et 40°. Le 23 avril, diarrhée fétide et abondante ; gargouillement et douleur à la pression dans la fosse iliaque droite. Langue rouge, desquamée, adynamie prononcée, quelques taches lenticulaires sur la paroi abdominale. Le 5 mai, début des oscillations descendantes : 37°,5 le matin, 38°,8 le soir. Le 15, défervescence bien nette. Retour à la santé, fin mai, après cinq semaines de maladie.

Ce malade, obligé par les nécessités de sa profession à des voyages fréquents, devait être plus exposé qu'un autre au danger d'un contage typhoïdique. François B... a-t-il pris le germe de sa maladie dans les foires où il est allé, dans le courant de mars et d'avril 1890 ? L'a-t-il rapportée des marchés de Paris ou de Clermont-Ferrand ? La chose serait possible, et on pourrait même la tenir pour très vraisemblable, si François B... avait été le seul typhique à Tauves, et si les circonstances qui ont fait de cette localité un foyer épidémique ne suffisaient pas amplement, ici, pour expliquer l'origine de la contagion. La famille B... est composée de quatre personnes : les père et mère, une jeune fille de 17 ans et François ; ce dernier seul a été atteint. Cependant, les conditions hygiéniques dans lesquelles tous se trouvaient également n'étaient pas sans laisser beaucoup à désirer. Une écurie et un petit local servant d'abattoir aux B... occupent le rez-de-chaussée de la maison ; la chambre à coucher, qui est immédiatement au-dessus, est séparée de ce rez-de-chaussée par un plancher simple, barrière bien insuffisante contre les émanations malsaines.

19 avril.

Obs. V. — Antoine M..., 16 ans, cultivateur, s'est alité le
même jour que le précédent, 19 avril. Comme François B... il
était mal en train, depuis le commencement du mois, se plaignait d'un accablement inexplicable et avait de fréquentes épistaxis. Lorsque je l'ai vu pour la première fois, le 28 avril,
Antoine M... présentait tous les symptômes d'une fièvre typhoïde
grave, à forme ataxo-adynamique. Le 2 mai la température,
prise le matin, atteignait 40°,3, les mouvements respiratoires
s'élevaient à 54; vu l'accélération du pouls, il était devenu
extrêmement difficile d'en compter les pulsations. La percussion
et l'auscultation révélaient les signes physiques d'une pneumo-
nie congestive intense. Le 6 mai, les bruits du cœur n'étaient
plus distincts et avaient fait place à une ondulation vague.
Antoine M..., cyanosé, respirant de plus en plus difficilement,
succombait dans la journée.

Ici, il n'est même pas possible d'émettre l'hypothèse
d'une contagion prise en dehors de Tauves. Antoine M...,
n'avait pas quitté la localité depuis trois mois. Il avait
été travailler plusieurs fois, dans le courant de mars, au
bois communal d'Anzolle, où il s'est rencontré certainement avec Louis G... (Obs. 1). A-t-il pris de celui-ci le
germe contagieux ? La concomitance des prodromes,
chez l'un et chez l'autre, démontre évidemment qu'ils
doivent le principe de leur mal à une même cause. L'évolution rapide de la fièvre typhoïde, chez Antoine M...,
son intensité, son funeste dénouement, reconnaissent
certainement, pour causes adjuvantes, des conditions hygiéniques très défectueuses. D'une part, une alimentation insuffisante et, dans tous les cas, de médiocre quali-

té ; d'autre part, l'encombrement. J'ai compté quatre lits dans la chambre où ce malade était couché ; ces quatre lits recevaient cinq personnes, et la chambre, mesurant une surface de 4 mètres sur 5, n'avait pas plus de 2^{m},40 d'élévation !

Malgré leur contact journalier avec le malade, aucune des personnes de son entourage, dont une jeune fille de 18 ans, n'a été contagionnée.

20 avril.

Obs. VI.— Michel P...,20 ans, cultivateur. Le 17 avril, se plaignait de fatigue et de mal de tête, ce qui ne l'a pas empêché de se rendre, le 18, au bois communal d'Auzolles, pour le tirage de la coupe, et même d'y retourner le lendemain. Ses malaises ayant augmenté à la suite de ces deux journées d'un travail pénible, Michel P... prenait le lit, le 20, avec une forte fièvre. Je l'ai vu le 28 avril. Prostration excessive, délire continuel, pouls petit, irrégulier, fréquent, carphologie, tremblement des lèvres et de la langue, bouche et pharynx d'une sécheresse extrème. Diarrhée fétide, relâchement du sphincter anal, dyspnée prononcée ; les deux poumons sont remplis de râles sonores, mêlés à des râles sous-crépitants. Température du matin : 38°,1 ; soir : 38°,8. Décès le 30 avril.

Ce malade était le camarade de Louis G... (Obs. I) et d'Antoine M... (Obs. V) avec lesquels il avait travaillé au bois d'Auzolles. Comme eux, Michel [P... n'avait pas quitté Tauves de l'hiver. La simultanéité de l'invasion, chez ces trois individus exclut l'hypothèse d'une transmission de l'un à l'autre. C'est évidemment ailleurs qu'il faut chercher la relation de cause à effet.

Chez Michel P..., le rôle funeste des causes adjuvantes, alimentation défectueuse, logement insalubre, encombrement, surmenage, est le même que chez Antoine M... (Obs. V). Michel P... couchait au rez-de-chaussée, dans une soupente humide, recevant l'air et la lumière seulement par la porte. On le transporta, pendant sa maladie, dans une chambre du premier étage, où habitaient quatre personnes, couchant dans des lits bretons, véritables armoires accolées aux murs.

La tante et la sœur de Michel P..., habitant sous le même toit, ont été, à leur tour, prises de la fièvre typhoïde ; j'indiquerai plus loin (Obs. XIII et Obs. XX) les particularités qui les concernent.

20 avril.

Obs. VII. — Antoine P..., 20 ans, se mit au lit le 20 avril et y resta jusqu'au 25 mai. — Fièvre typhoïde d'intensité moyenne, légère adynamie. Diarrhée, taches lenticulaires sur la paroi abdominale. Pas de complications à signaler.

Antoine P..., n'ayant pas quitté Tauves depuis trois mois, a donc pris à Tauves même le principe de sa maladie. Deux autres personnes, — son père et son frère, avec lesquels il habitait, — ont été atteintes de l'épidémie, les 6 et 23 juin. Il est possible que ces derniers aient reçu le contage par l'intermédiaire d'Antoine P...

20 avril.

Obs. VIII. — C..., 22 ans, alité le 20 avril, après une

quinzaine de jours de malaises : violents maux tête , lassitude générale, sueurs profuses, bientôt suivies d'un amaigrissement marqué.

La fièvre typhoïde, à forme adynamique légère, n'a présenté aucune complication. Le 3 mai C... entrait en convalescence, et quinze jours plus tard il reprenait ses occupations.

Quoique se sentant très mal à l'aise, C... était allé au bois d'Auzolles, pour l'exploitation de la coupe, et s'y était livré, pendant les journées des 17 et 18 avril, à un travail exceptionnel. Le 16, il avait visité Louis G..., qui venait de s'aliter (Obs. I) : mais j'ai hâte de dire qu'il est impossible d'attribuer à cette visite l'origine de la contagion, en puissance de laquelle C... se trouvait manifestement à cette date. Comme il n'avait pas quitté Tauves de l'hiver, on ne peut chercher en dehors des causes locales une explication de sa maladie ; l'encombrement a pu y jouer un rôle, en augmentant sa réceptivité. C... couchait en effet dans une pièce où se trouvaient déjà les lits de sa mère et de sa grand'mère ; pièce qui, pendant la journée, servait également à l'habitation commune.

20 avril.

Obs. IX. — Jeanne M..., 28 ans, ménagère. J'ai visité cette malade le 29 avril. Elle était au lit depuis le 20 et présentait les symptômes les plus alarmants ; diarrhée profuse, mélæna ; hémoptysies ; épistaxis ; délire intense, avec agitation extraordinaire, dyspnée prononcée. Température 38°. Décès, le 1er mai.

Les débuts de la maladie remontaient, m'a-t-on dit,

au commencement d'avril, ils avaient consisté en lassitude, frissons, coliques. D'un caractère très énergique,
Jeanne M... avait lutté contre le mal et n'avait cédé qu'à
la dernière extrémité.

Un tempérament profondément débilité par une maladie antérieure (pelvi-péritonite grave) explique jusqu'à un
certain point, chez cette malade, l'évolution rapide, les
localisations multiples et l'issue funeste de la fièvre
typhoïde.

20 avril.

Ʉ. X. — Jeanne G..., âgée de 12 ans, sœur de Louis G...
(Obs. I) a pris le lit le 20 avril, aux premiers symptômes d'invasion, qui apparurent brusquement et se traduisirent chez elle
par des frissons et une céphalalgie accentuée. Sa fièvre
typhoïde s'est prolongée cinq semaines, sans prédominance
d'aucun groupe symptomatique. Température oscillant entre
39° et 39°,5 ; langueur et lassitude prononcées ; anorexie et
diarrhée modérées.

21 avril.

Obs. XI. — Giraud G..., son frère, âgé de 10 ans, pris le
21 avril, dans les même conditions, avec une épistaxis en plus,
a présenté au cours de sa maladie un tableau clinique identique.
La convalescence a été cependant plus longue que chez Jeanne
G...; Giraud n'a été bien guéri qu'au bout de la 7ᵉ semaine.

Ces deux enfants se trouvaient dans un foyer éminemment typhogène, entre leur frère Louis (Obs. I) et leur
mère, Marie B... (Obs. II); ils peuvent avoir reçu d'eux
le germe de la maladie ; mais, dans cette hypothèse,

nous nous trouvons en présence d'une incubation bien rapide : huit jours environ. Nous sommes, dès lors, en droit de nous demander si l'infection de l'économie n'est pas réellement plus ancienne qu'elle ne le paraît, et si la cohabitation avec deux malades, dans une atmosphère forcément viciée, au lieu d'être cause première, n'a pas simplement précipité l'explosion des manifestations morbides chez les deux enfants G...

Comme on le voit, la famille G..., atteinte une des premières, a été aussi une des plus éprouvées.

21 avril.

Obs. XII. — Bertrand M..., âgé de 29 ans, bourrelier, était souffrant depuis les premiers jours d'avril; courbaturé, sans appétit et se sentant la tête très lourde. Il attribuait son état de malaise à un refroidissement, qu'il avait pris dans une journée pluvieuse passée au bois d'Auxolles, vers la fin de mars.

Lorsque je l'ai vu pour la première fois, le 1er mai, il était au lit depuis le 21 avril. J'ai pu constater les symptômes caractéristiques d'une fièvre typhoïde dans la période d'état. Température : 39°,4 le matin, 39°,7 le soir. Quelques taches lenticulaires sur l'abdomen ; douleur à la pression et gargouillement dans la fosse iliaque droite ; diarrhée, céphalalgie. Bronchite légère. Il n'y a pas eu de complications à noter, au cours de la maladie. La défervescence s'est produite dans le courant de la cinquième semaine. Bertrand M... a pu reprendre à la fin de mai les travaux de sa profession.

Dans le cas de M..., il n'est pas possible d'établir la transmission de malade à bien portant. Pendant les mois de février et mars, M..., avait fait quelques voya-

ges dans les chefs-lieux des cantons voisins de Tauves;
mais, dans aucune de ces localités, il n'existait de cas de
fièvre typhoïde. Ce malade a pu, à la vérité, se rencontrer avec Louis G... (Obs. I), François B... (Obs. IV),
et Antoine M... (Obs. VI), mais ceux-ci, qui se trouvaient *en même temps* que M... dans la période d'incubation, ne sauraient être accusés de l'avoir infecté. C'est
d'un autre côté que vient le contage, et la simultanéité
des premiers symptômes nous conduit logiquement à
admettre l'unicité de cause.

22 avril.

Obs. XIII. — Anne M..., 42 ans. Tante de Michel P...
(Obs. VI) habitant dans la même maison que son neveu, est
tombée malade le 19 avril, et s'est alitée le 22. Le 28, température du matin 39°,5. Lassitude et faiblesse prononcée; céphalalgie; sensibilité de la région iliaque droite, mais pas de gar-
gouillements. Constipation. Râles disséminés, bronchite légère. Le 2 mai, après une abondante transpiration, Anne M...,
accusait un mieux sensible; quelques jours suffisaient ensuite
pour amener son rétablissement.

Ce que j'ai dit au point de vue des causes adjuvantes
(Obs. VI) s'applique à Anne M..., qui vivait dans le même
milieu que Michel P...

23 avril.

Obs. XIV. — M. V..., 60 ans. Fièvre typhoïde à forme abdominale. Premiers malaises le 20 avril : lassitude; inappétence;
frissons. Le 23, M. V... était obligé de prendre le lit. J'ai cons-

taté chez ce malade, en même temps qu'une fièvre continue, une localisation très nette de la maladie au tube digestif : inflammation de la muqueuse buccale, angine catarrhale, accompagnée de dysphagie, estomac douloureux à la pression, surtout du côté droit; de fréquentes hémorrhagies intestinales imposaient la plus grande prudence dans l'exploration abdominale.

La défervescence, survenue le 25 mai, a coïncidé avec d'abondants vomissements bilieux, que nous avons attribués à de la cholicystite.

Malgré la gravité de la maladie, le retour à la santé s'est effectué progressivement, à partir de la fin de mai, sans rechute ni complications, en une vingtaine de jours.

Comme M. V..., n'avait visité aucun typhique, il faut chercher ailleurs, dans d'autres circonstances locales, la vraie cause de sa maladie.

La gravité des accidents qu'elle a présentés s'explique jusqu'à un certain point par le surmenage; M. V... s'étant imposé un surcroît très notable d'occupations pendant les premières semaines d'avril.

23 avril.

Le même jour que M. V..., le 23 avril, les sieurs Laurent P..., âgé de 22 ans, clerc d'huissier, et François B..., âgé de 40 ans, cultivateur, après une période d'accidents prémonitoires d'une dizaine de jours, payaient leur tribut à l'épidémie.

Obs. XV. — Laurent P..., a souffert d'une fièvre typhoïde, sans forme accusée; qui n'a donné lieu à aucune complication et a guéri en cinq semaines.

23 avril.

Obs. XVI. — François B... a été plus sévèrement touché par le fléau. Du 25 avril au 10 mai, ce malade est resté dans un état d'adynamie prononcée, qui, au moment de l'apparition des taches lenticulaires, est devenue extrême. François B..., ayant à peine conscience de ce qui se passait autour de lui, paraissait atteint de surdité.

Il entrait cependant en convalescence, lorsqu'un écart de régime, en provoquant chez lui une violente hémorrhagie intestinale, est venue mettre sa vie en danger ; des injectious hypodermiques d'ergotine, des potions opiacées ont eu raison de cet accident, et, après un léger retour de fièvre, François B... s'est acheminé définitivement vers la santé.

La recherche de l'origine de l'infection est tout aussi négative, chez ces deux malades que dans les observations précédentes, au point de vue de la transmission de l'agent morbide par un sujet contaminé, ou d'un contage provenant d'un foyer épidémique autre que Tauves. Laurent P... et François B... n'ont pas quitté cette localité de tout l'hiver ; c'est donc assurément dans le milieu où ils vivaient qu'était véhiculé le germe typhique par lequel ils ont été envahis.

23 avril.

Obs. XVII. — Annette C..., 16 ans, bergère, commença le 16 avril à éprouver une lassitude extraordinaire, à se plaindre de mal de tête, de coliques et de courbature ; elle fut obligée de garder le lit du 23 avril au 30 mai. Fièvre typhoïde à forme abdominale, adynamie marquée au cours de la période d'état.

D'abondantes transpirations accompagnèrent la défervescence, qui se manifesta vers le 20 mai.

Habitation dans un rez-de-chaussée, insuffisamment aéré par une seule fenêtre et une porte; séparé par un plancher simple d'un grenier, dans lequel un boucher du voisinage fait sécher des peaux. Encombrement résultant de l'entassement, dans la même pièce, d'une famille composée de quatre personnes. Alimentation insuffisante; misère complète. Et cependant, dans cet intérieur où toutes les conditions, y compris la malpropreté, paraissent réunies pour favoriser la diffusion de l'épidémie, Annette C... reste la seule atteinte! tant il est vrai qu'il y a des organismes réfractaires à l'imprégnation typhoïdique.

30 avril.

Obs. XVIII. — Dans la même maison qu'Annette C... et dans des conditions analogues, les époux M... occupaient une chambre voisine de la sienne, avec leurs deux enfants: Marie, âgée de 13 ans et Antoinette, âgée de 4 ans. Dès le 20 avril, Marie avait quitté sa famille pour entrer, comme bergère, au service d'un cultivateur habitant le village de Granges, à peu de distance de Tauves. Au moment de son départ elle était déjà souffrante, se plaignait d'avoir le cou raide, et avait eu des saignements de nez. Son état ne tarda pas à empirer, et, au bout de quelques jours, son maître dut la renvoyer chez elle, où elle s'alita le 30 avril.

Du 3 au 11 mai la malade, en adynamie complète, fut réduite à l'état de masse végétative, ne reconnaissant personne, ne manifestant aucun besoin. Sa température oscillait entre 39°,8 et 40°,4. Vomissements, météorisme abdominal, diarrhée profuse, amaigrissement excessif. Marie M... résista cependant à la violence de l'infection typhique et put quitter le lit à la fin de mai.

Il n'est pas possible de soutenir que cette malade a pu être contagionnée par sa voisine, Annette C..., puisque les accidents prémonitoires se sont produits simultanément chez toutes deux, ni que nous nous trouvons ici en présence d'une épidémie dite *de maison*. Malgré l'insalubrité notoire des logements occupés par les familles M... et C..., il faut rechercher ailleurs que dans cette insalubrité l'explication des deux cas précédents.

Comme il n'apparaît point, d'autre part, que ces deux cas aient été provoqués par une importation quelconque, je suis bien autorisé à les rattacher au foyer épidémique existant à Tauves, dont je discuterai l'origine, une fois la liste des observations épuisées.

30 avril.

Obs. XIX. — Léon B..., âgé de 9 ans, habitant chez ses parents, au chef-lieu d'un canton voisin, était venu voir sa grand'mère à l'occasion des fêtes de Pâques. Il accompagnait celle-ci au bois d'Auzolles, le 10 avril, jour où se faisait le tirage de la coupe ; mais, dès le lendemain, l'enfant commençait à se plaindre de malaises qui furent mis sur le compte de la course un peu longue qu'il avait dû faire. Les jours suivants, ces malaises ne firent qu'augmenter : courbature, maux de tête, coliques ; enfin, le 30 avril, Léon B... prenait le lit pour ne plus se relever.

Je l'ai visité pour la première fois le 3 mai, et j'ai constaté chez lui des phénomènes morbides d'une intensité peu ordinaire.

Jusqu'au dernier jour, la température s'est maintenue au des-
sus de 40, présentant des oscillations très peu étendues. Le
6 mai, taches ; respiration 48 ; pouls 132 ; agitation extrême, et,
par intervalles, anéantissement complet ; diarrhée profuse,
jaune, ocreuse, fétide ; relâchement des sphincters anal et vési-
cal. Le 9 mai, dans la matinée, l'état adynamique s'accentue, le
pouls et le cœur s'accélèrent et s'affaiblissent, le collapsus
commence ; Léon B... succombe dans l'après-midi.

30 avril.

Obs. XX. — Joseph M... 12 ans, élève externe chez les frères
de St-Gabriel, habitant avec son père et sa sœur une des
maisons les plus éloignées du centre de la localité, avait été
comme Léon B... (Obs. XIX) au tirage de la coupe du bois d'Auzolles, le 18 avril. Les phénomènes prémonitoires ont présenté
chez Joseph M... la même allure que chez Léon B... et ont eu la
même durée. Il s'est mis au lit le 30 avril, même jour que Léon
B..., mais, plus heureux que ce dernier, à la fin de mai, Joseph
M... était en pleine convalescence.

Le 2 mai, la température prise le matin atteignait 39°,1 ; le
soir 39°,2 ; le malade se trouvait dans la période d'état de la
fièvre typhoïde et on avait le masque typique. Prédominance
de la forme adynamique : stupeur profonde et persistante, surdité, diarrhée abondante. Comme chez Marie M... (Obs. XVIII),
dont la maladie présentait les mêmes caractères, la terminaison
a été favorable.

La famille de Joseph M..., composée de trois personnes, le père et deux enfants, a été l'une des plus éprouvées par l'épidémie ; aucun de ses membres ne devait
échapper à la contagion. Au moment où Joseph M...
était en voie de rétablissement, du 20 au 25 mai, sa sœur,

âgée de 15 ans, et son père, âgé de 42 ans, atteints à leur tour du même mal, furent obligés de s'aliter.

Dans ces deux cas, terminés l'un et l'autre par la guérison, l'influence nosocomiale paraît avoir été la cause occasionnelle. Joseph M... a vraisemblablement transmis le bacille pathogène à ses parents, qui étaient ses garde-malades.

Comme on le voit, le bilan d'avril pour la morbidité est singulièrement chargé ; mais, fort heureusement, la fin de ce mois va marquer celle de la période d'acmé de l'épidémie. Nous allons voir celle-ci décliner sensiblement en mai, et finir par disparaître complètement en juin.

5 mai.

OBS. XXI. — Marie P..., âgée de 20 ans, sœur de Michel P... (Obs. VI), est la première personne atteinte au mois de mai : maladie bénigne ; durée : trois semaines.

Lorsque je visitai cette malade, le 5 mai, je la trouvai, à mon grand étonnement, couchée dans le lit où son frère était mort le 30 avril ; elle avait voulu en prendre possession le soir même de l'enterrement et manifester, de cette façon aussi peu ordinaire qu'imprudente, son affection pour le défunt. Inutile de dire que, si les objets de literie avaient été changés, les rideaux étaient restés en place, et que le lit, pas plus que le local, n'avait été désinfecté.

La fièvre typhoïde de Marie P..., reconnaît-elle pour

cause déterminante les circonstances que je viens d'indiquer ? Je ne serais pas éloigné de l'admettre.

14 et 16 mai.

Obs. XXII et XXIII.—Mélie L...,^âgée de 5 ans, et son frère
Jean L..., âgé de 10 ans, sont tombés malades presque en même
temps : Mélie s'alitait le 14 et Jean le 16 mai. Chez ce dernier,
l'évolution de la maladie n'a présenté aucun fait saillant.

Sa sœur a été plus gravement atteinte : surdité complète,
hébétude, somnolence continuelle ; tels ont été les symptômes
de la période d'état, dont la durée a dépassé deux septénaires.

Ces deux enfants habitaient en face de la famille P...,
dont la maison était devenue un véritable foyer secondaire (Obs. VI, XIII, XXI). Ils sont entrés, à plusieurs
reprises, chez leurs voisins malades; en outre, à raison
du fait que, dès le début de la maladie, les déjections de
Michel P... ont été souvent jetées dans la rue, où Mélie
et Jean passaient une partie de leurs journées, on peut
dire que les rapports de ces deux enfants avec un milieu
contaminé et des matières typhoïdiques ont été directs et
incessants. Je les considérerais donc volontiers comme
victimes d'une contagion survenue par voie secondaire.

25 et 27 mai.

Obs. XXIV et XXV. — Jean M..., 42 ans, cultivateur, et sa
fille Marie, âgée de 15 ans.

J'ai parlé de ces deux malades à la suite de l'observation XX, et indiqué l'origine probable de l'infection ; je ne

les cite ici que pour rappeler le début de la maladie de chacun, les 25 et 27 mai.

27 mai.

Obs. XXVI. — Antoine D..., 7 ans, élève externe chez les frères de Saint-Gabriel, a pris le lit le 27 mai. Durée de la maladie, trois semaines.

27 mai.

Obs. XXVII. — Marie B..., 45 ans, ménagère, surmenée par le travail pénible que nécessite sa position précaire et ses nombreux enfants, après avoir traîné longtemps, finit par s'aliter le 27 mai. — Forme adynamique. Guérison après quatre semaines de maladie.

La constitution débilitée de cette malade la laissait sans défense contre la contagion; Marie B..., n'ayant eu aucun rapport avec les habitants des maisons où régnait la fièvre typhoïde, paraît en avoir puisé le germe dans le milieu typhogénique local.

28 mai.

Obs. XXVIII et XXIX. — J'ai été appelé, le 28 mai, à examiner deux enfants, Marion A..., âgé de 11 ans, et Émile B..., âgé de 12 ans, qui se plaignaient tous les deux de lassitude, mal de tête et frissons; les ayant trouvés sous le coup d'un mouvement de fièvre bien net, 38°,9 le premier, 39°,2 le second, chez tous deux un état saburral très prononcé et du météorisme abdominal, me firent penser au début d'une fièvre typhoïde. Deux jours de repos et un purgatif salin eurent heureusement raison de cet état morbide, qui m'a paru en relation directe avec l'épidémie existante, et constituer cet état fruste de l'infection typhique, que M. le professeur Brouardel désigne sous le nom de typhoïdette.

La propagation de la contagion, déjà fort diminuée en mai (8 cas pour 30 jours, au lieu de 20 cas pour 15 jours en avril), décroit plus sensiblement en juin ; (3 cas pour tout le mois) et tombe à zéro en juillet.

15 *juin.*

Obs. XXX. — Guillaume P..., 37 ans, cultivateur, est tombé malade le 15 juin et a gardé le lit trois semaines. Il n'avait visité aucun typhique.

6 *et* 23 *juin.*

Obs. XXXI et XXXII. — Jean P..., âgé de 20 ans; Antoinette M..., femme de Jean P..., âgée de 24 ans, ont été pris, le premier le 6 juin, la seconde le 23 du même mois ; mais il y a lieu de remarquer que, depuis le 20 avril, tous deux vivaient sous le même toit qu'un typhique, leur frère et beau-frère, Antoine P..., dont ils étaient les garde-malades.

La contagion s'explique ici, sans qu'il soit nécessaire de rechercher d'autres conditions que le contact journalier avec un individu contaminé, dans un milieu essentiellement typhogène.

Nous ne trouverons plus maintenant, jusqu'à la fin de l'année 1890, qu'un cas unique de fièvre typhoïde, qui se rattache évidemment, mais d'une façon probablement accidentelle, à l'épidémie du printemps.

21 *septembre.*

Ons. XXXIII. — Auguste D..., âgé de 20 ans, est tombé malade le 21 septembre, après trois ou quatre jours seulement de symptômes prémonitoires. La fièvre typhoïde a revêtu chez lui, comme chez le plus grand nombre des malades qu'il nous a été donné d'observer à Tauves, la forme adynamique.

Il a gardé le lit pendant quarante-quatre jours. Météorisme abdominal et constipation. Sa maladie s'est d'ailleurs terminée par la guérison.

J'ai supposé que ce malade avait été infecté par des matières typhoïdiques qui ont pu lui arriver soit par les aliments, soit par un rapport quelconque avec un des anciens foyers de fièvre typhoïde.

Les malades dans les villages de la commune de Tauves.

Il eût été extraordinaire que les éclaboussures d'une aussi violente explosion épidémique que celle de Tauves ne rejaillissent pas dans le voisinage. C'est, en effet, ce qui est arrivé, mais la diffusion est peu marquée. Trente-deux hameaux ou villages entourent le chef-lieu de la commune; trois seulement ont été visités par la contagion.

Fougeolles

Ce village, situé au nord-est de Tauves, compte 18 feux et une population de 101 personnes. Une seule a été atteinte, Annette P...

30 avril.

OBS. XXXIV. — Annette P..., âgée de 20 ans, a ressenti les premiers malaises le 30 avril et s'est alitée le 8 mai. Chez cette malade, les symptômes abdominaux ont prédominé. Elle était venue trois fois à Tauves avant sa maladie, du 15 au 30 avril, mais elle m'a assuré qu'elle n'y avait visité aucun typhique et qu'elle n'avait ni bu ni mangé dans la localité.

Annette P... est entrée en convalescence à la fin de mai, n'ayant gardé le lit que trois semaines.

Cette jeune fille a certainement pris le germe de la maladie dans le milieu typhogène développé au foyer de l'épidémie. Elle n'avait eu aucune relation avec un autre milieu contaminé. A part son cas, le village de Fougeolles est resté indemne, et le petit foyer créé dans la maison P... s'est éteint sur place.

RIBBES

Ce village, situé à 3 kilomètres de Tauves, au sud-ouest, compte 27 maisons et 125 habitants. Nous allons voir s'y constituer, dans une famille, un foyer circonscrit, mais d'une redoutable intensité.

5 mai.

OBS. XXXV. — Pierre D..., âgé de 13 ans, élève de l'école communale de Tauves, éprouva dans les derniers jours d'avril les symptômes prémonitoires de l'infection. Il s'alita au commencement de mai et resta malade tout le mois.

16 mai.

Ons. XXXVI. — Louise G..., femme D..., âgée de 52 ans, mère du précédent, contracta la maladie en soignant son fils et prit le lit, le 16 ou 17 mai, pour le garder jusqu'aux premiers jours de juillet.

20 mai.

Ons. XXXVII. — Louis D..., âgé de 18 ans, frère de Pierre, fils de Louise, habitant avec sa mère et son frère, a été pris de la fièvre typhoïde cinq jours après sa mère, le 20 mai ; le 1er juillet, il entrait en convalescence.

27 juin.

Ons. XXXVIII. — Antoine D..., 23 ans, le dernier membre de la famille qui fût resté valide, tombait malade à son tour le 27 juin. Moins heureux que les précédents, plus surmené peut-être, à raison des soins qu'il avait dû leur donner nuit et jour pendant six semaines, Antoine D... succombait le 13 juillet, au 16e jour de sa maladie.

Le bacille pathogène avait trouvé, il faut le croire, dans la maison habitée par la famille D..., des conditions éminemment favorables à son développement et à sa diffusion. Tous les habitants de cette maison, — y compris une des nièces de la femme D..., la nommée Louise G..., qui était venue soigner ses parents, — payèrent leur tribut à la contagion.

12 juin.

Obs. XXXIX. — Louise G..., 21 ans, nièce de Louise D...,

(Obs. XXXVI), garde-malade de la famille D..., a pris d'elle la
dothiénentérie et s'est alitée le 12 juin. La guérison est survenue après quatre semaines.

La genèse du foyer de Ribbes, sa filiation directe avec
le foyer principal de Tauves, sont faciles à établir. Pierre
D... (Obs. XXXV) a été l'importateur du fléau dans son
village. Par quel mode s'était-il imprégné de la contagion à Tauves, où il est certain qu'il n'avait visité aucun
typhique? Assurément, par le mode commun à tous les
individus tombés malades à la fin d'avril, mode qui résul-
tait de circonstances locales que j'aurai à déterminer dans
la discussion des faits.

ESCLADINES

Escladines, situé à l'ouest de Tauves, à trois kilomètres environ, compte 59 habitants et 10 maisons. Ici,
comme à Ribbes, nous nous trouvons en présence d'une
épidémie *de maison*, d'une intensité rare.

2 octobre.

OBS. XL. — Antoine P..., 24 ans, soldat au 16ᵉ de ligne, en
garnison à Saint-Étienne, avait été libéré du service militaire
dans les derniers jours de septembre, après les grandes manœu-
vres. Il était à peine de retour à Escladines, qu'il commençait
à ressentir les premiers symptômes de la fièvre typhoïde; il
s'alitait le 2 octobre. Céphalalgie, frissons, courbature, diarrhée.
Antoine P... décédait le 30 octobre.

20 *octobre.*

Ons. XLI. — Marie G..., femme P..., 22 ans, belle-sœur du précédent, était sa garde-malade. Atteinte à son tour par la contagion, le 20 octobre, elle s'alitait et succombait après quatre semaines de maladie, le 21 novembre.

24 *octobre.*

Ons. XLII. — Dans la même maison, François P..., âgé de 20 ans, frère d'Antoine, ne put échapper à la fièvre typhoïde ; alité le 24 octobre, il resta pendant quarante jours gravement malade.

Nul doute n'est ici possible sur l'origine et la cause de la contagion. Comme à Ribbes, l'importation est manifeste. Mais où l'importateur avait-il pris son mal ? Il me semble probable qu'Antoine P... a dû rapporter le germe infectieux de St-Étienne plutôt que de Tauves, qu'il n'avait fait que traverser, au mois de septembre, à une époque où il n'existait, dans la localité, qu'un seul cas de maladie. Le foyer d'Escladines serait, dans ces conditions, un accident isolé, et indépendant de l'épidémie qui nous occupe.

Les malades dans les villages du canton.

Le rôle de l'importation, dans la diffusion du bacille typhogène, a été aussi net pour les villages du canton qu'il l'a été pour ceux de la commune ; mais ici le nom-

bre des cas va notablement diminuer, à raison de la
distance qui, dans ces pays accidentés, exerce une influence
notable sur la fréquence des relations. Si, dans les villages de la commune, nous avons constaté 9 cas pour une
population de 1778 habitants, soit : 5.06 pour 1000,
nous n'en trouvons plus que 9 autres pour toutes les
communes du canton, dont la population réunie dépasse
le chiffre de 6000 habitants, soit : 1.5 pour 1000. Ces
9 cas sont répartis en 4 foyers, qui ont pour siège les
villages d'Aulhat, de Plagne, d'Avèze et de Chazelles.

AULHAT

Ce village compte une soixantaine d'habitants ; il est
situé à 3 kilomètres de Tauves, du côté de l'est, et sur
les limites des deux cantons de Latour et de Tauves.

15 avril.

Obs. XLIII. — Anna B..., âgée de 7 ans, pensionnaire chez
les religieuses de la Miséricorde, a quitté Tauves le 3 avril,
pour aller, à Aulhat, passer chez ses parents les vacances de
Pâques. Ce jour-là, elle se plaignait déjà de courbature et de
mal de tête ; les jours suivants, le malaise augmenta : frissons,
coliques, toux, profonde altération du visage, douleurs dans les
membres inférieurs ; le 15 avril Anna B... dut garder le lit ; elle
ne devait plus en sortir. Sa maladie a duré quarante jours et s'est
terminée par la mort, survenue le 21 mai. Chez cette enfant la
fièvre typhoïde a été particulièrement grave, tant à raison de
son intensité que de sa localisation. J'ai vu Anna B... le 7 ou
le 8 mai, au vingt-deuxième jour de la maladie, présentant si

complètement, à part les vomissements, le tableau clinique de la
méningite cérébro-spinale, que le diagnostic de la dothiénentérie en était resté quelque temps discuté. La longue durée des
accidents nerveux, l'apparition de la diarrhée, vinrent seuls le
confirmer. Il devait être, au surplus, absolument établi par la
propagation de la fièvre typhoïde, à deux personnes de l'entourage de l'enfant (obs. XLIV et XLV). Anna B... ne pouvait
avoir pris qu'à Tauves le germe de sa maladie; son histoire, sur
laquelle je me réserve de revenir, est de nature à jeter une vive
lumière sur l'étiologie de l'épidémie.

23 mai.

Obs. XLIV. — François B..., âgé de 15 ans, frère d'Anna,
avait couché pendant quelques nuits dans la même chambre que
sa sœur, alors que la maladie de celle-ci était déclarée. Il y
avait déjà une quinzaine de jours que François B... était installé
dans une autre pièce, lorsqu'il se plaignit à son tour de malaise
général et de céphalalgie; le 23 mai, il prenait le lit, pour le
garder jusqu'au 20 juin, date à laquelle il entrait en convalescence. La fièvre typhoïde a évolué, chez lui, d'une façon bénigne.

15 au 30 mai.

Obs. XLV. — N... X..., âgée de 17 ans, servante dans la
famille B..., a eu, pendant la maladie des enfants B..., des accidents intestinaux : coliques, diarrhée, symptômes généraux peu
accusés, sur lesquels je n'ai que des renseignements incomplets,
mais qui, étant donné le milieu typhogène où se trouvait cette
jeune fille, permettent l'hypothèse d'une typhoïdette.

Les deux cas précédents apparaissent d'une façon trop
nette comme dus à l'influence de la maladie d'Anna B...
sur son entourage, pour qu'il y ait lieu de leur rechercher une autre cause.

PLAGNES

Ce village appartient à la commune de Singles ; il comprend environ 70 à 80 habitants, et est situé à 7 kilomètres de Tauves, du côté de l'ouest.

1er mai.

OBS. XLVI. — Annette M..., âgée de 28 ans, domestique à Tauves, a été prise de la fièvre typhoïde à la fin d'avril ; le 1er mai, elle était obligée de rentrer chez ses père et mère, habitant Plagnes ; elle y prenait le lit, le jour même, pour y rester un mois.

Cette malade a été contagionnée, à Tauves, en même temps et par les mêmes causes que les individus qui forment le compact noyau épidémique du mois d'avril.

10 novembre.

OBS. XLVII. — Antoine V..., âgé de 21 ans, était domestique à Laqueille (à 15 kilomètres de Tauves), lorsque, ses maîtres ayant été atteints de la fièvre typhoïde, il en fut pris à son tour, et revint malade chez ses parents le 10 novembre ; il est décédé le 23. Ce fait est absolument distinct de l'épidémie de Tauves et ne peut s'y rattacher en aucune façon ; je l'ai cité uniquement pour ne rien omettre de l'histoire de la fièvre typoïde au cours de l'année 1890, dans le canton de Tauves.

AVÈZE

Chef-lieu de la commune de ce nom, Avèze est situé à 9 kil. de Tauves, à l'ouest, et possède une population de 150 hab. environ. Cette localité a été le siège d'un foyer limité aux membres d'une seule famille : la famille M...

15 *juin.*

Obs. XLVIII. — Pierre M..., âgé de 50 ans, cultivateur à Avèze, a ressenti les premiers symptômes de l'invasion typhoïdique le 3 juin. Dix-huit jours auparavant, il s'était rendu à Tauves, à l'occasion d'une grande foire, mais il n'y avait visité aucun malade, et était rentré chez lui, après avoir dîné dans une des auberges de la localité. Pierre M... s'est mis au lit, le 15 juin, pour y rester quarante jours.

Au cours de la convalescence, M..., que la maladie avait extrêmement amaigri, a vu se développer lentement, au bas-ventre, sans réaction inflammatoire et sans douleur appréciables, une tumeur globuleuse qu'il vint me montrer le 20 octobre. Cette tumeur, occupant la région hypogastrique, formait sous les téguments une saillie médiane très accusée, et bien circonscrite comme aspect et à la palpation. Elle représentait un demi-ovoïde, aplati, dont la grosse extrémité s'arrêtait à 3 travers de doigt au-dessous de l'ombilic, alors que la petite extrémité disparaissait derrière la symphyse des pubis. Sa consistance dure, régulière, des troubles vésicaux assez marqués, pollakiurie et miction douloureuse, me firent croire à l'existence d'un néoplasme, alors qu'il s'agissait simplement d'un phlegmon de la cavité de Retzius, suite de l'infection typhique, phlegmon qui s'est terminé par induration, et sans suppuration.

13 juillet.

Obs. XLIX. — Antoine M..., âgé de 18 ans, fils du précédent, habitant La Bourboule, à 15 kilomètres d'Avèze, est venu à deux reprises, les 17 et 23 juin, passer quarante-huit heures chez son père malade, qu'il a embrassé à chaque visite. Antoine n'a eu avec son père aucun autre contact, et n'a pas couché dans la même chambre que lui.

Ce jeune homme a dû s'aliter le 13 juillet ; la date des visites qu'il a faites à son père marque ici, d'une façon bien certaine, le point de départ de la période d'incubation, période qui est de 21 jours, si on la fait remonter à la première visite, de dix-huit jours, si l'on considère seulement la seconde. Dans tous les cas, l'origine de la maladie n'est pas douteuse. Elle a duré du 13 juillet au 1er septembre ; Antoine M... n'a pu reprendre ses travaux habituels qu'en octobre.

15 août.

Obs. L. — Louis M..., frère d'Antoine, âgé de 13 ans, habitant avec ses père et mère, est tombé malade le 15 août. Dothiénentérie bénigne ; convalescence survenue à la troisième semaine.

Dans la famille M..., composée de quatre personnes, la mère seule a été exempte de contagion. M... père avait puisé le germe infectieux au foyer épidémique de Tauves ; c'est la seule explication qu'on puisse donner de son cas. La localisation de la fièvre typhoïde dans sa maison a lieu de surprendre, alors que M... a reçu, pendant sa maladie, de nombreuses visites de ses parents et de ses voisins, dont aucun n'a été contaminé.

13 août.

Obs. LI et dernière. — Dans la même commune d'Avèze, à 3 kilomètres du chef-lieu, au domaine de Chazelles, nous rencontrons un dernier cas isolé, celui du jeune Pierre M..., âgé de 10 ans. Cet enfant, pensionnaire chez les frères de St-Gabriel à Tauves, était sorti de l'école le 7 août, à l'entrée des vacances. Il s'est mis au lit le 13 août et n'est revenu à la santé qu'après cinq semaines de maladie.

Pierre M... a, lui aussi, évidemment rapporté de Tauves le germe typhique; mais de quelle façon avait-il été contaminé, c'est ce qu'il est impossible d'établir nettement, tant les causes d'infection étaient multiples, dans le milieu de Tauves, à la suite de l'épidémie qui venait de sévir.

ANALYSE DES OBSERVATIONS CI-DESSUS

L'analyse étiologique des 51 observations ci-dessus nous apprend :

1° Que les trois cas relevés en août (foyer d'Escladines) et le cas d'Antoine V... (Obs. XLVII), dus à une importation d'origine étrangère au canton de Tauves, n'ont avec l'épidémie dont nous nous occupons qu'une relation purement accidentelle, et ne sauraient entrer en ligne de compte dans les considérations auxquelles cette étude peut donner lieu ;

2° Que, sur les 47 cas imputables à l'épidémie, 17 sont dus très nettement à la contagion par contact avec des

malades, et que 30 reconnaissent pour cause des circonstances locales, inhérentes au milieu dans lequel vivaient
les individus atteints, circonstances dont la détermina-
tion fera l'objet du chapitre suivant.

Il était intéressant de rapprocher les chiffres de la mortalité et de la morbidité, dans les trois groupes chez lesquels nous avons observé la marche de l'épidémie ; cette
comparaison fait ressortir les chiffres et les proportions
suivantes :

A. — **Mortalité** : *Hommes*, 5 décès ; *femmes*, 2 décès.

1º Ville de Tauves : 5 décès pour 756 hab., soit : 6.60
pour 1000.

2º Villages de Tauves : 1 décès pour 1663 hab., soit :
0.60 pour 1000.

3º Villages du canton : 1 décès pour 5771 hab., soit :
0.18 pour 1000.

B. — **Morbidité** : *Hommes*, 31 cas ; *femmes*, 16 cas.

1º Ville de Tauves : 33 malades pour 756 hab., soit :
pour 1000, 43.65.

2º Villages de Tauves : 6 malades pour 1663 hab., soit :
pour 1000, 43.75.

3º Villages du canton : 8 malades pour 5771 hab., soit :
pour 1000, 1.38.

Ce tableau de la morbidité est instructif. Il démontre
visiblement que Tauves est le foyer épidémique. Il nous
donne de plus cette notion, que l'intensité de la contagion est en raison inverse de la distance qui sépare du
foyer primitif les groupes secondairement atteints.

Répartition de la mortalité et de la morbidité d'après les âges.

		mortalité		morbidité
0 à 10 ans :	mortalité....	2	morbidité....	7
10 à 15 —	—	»	—	0
15 à 20 —	—	4	—	0
20 à 25 —	—	»	—	12
25 à 30 —	—	1	—	1
30 à 35 —	—	»	—	»
35 à 40 —	—	»	—	1
40 à 45 —	—	»	—	4
45 à 50 —	—	»	—	3
au-dessus de 50 —	....	»	—	1
Total :	mortalité.......	7	morbidité....	47

En terminant ce chapitre des observations, je ne parlerai de la thérapeutique que pour dire, une fois de plus, combien est difficile, dans les campagnes, le rôle du médecin. Il n'a pas été possible, à l'honorable docteur qui dirigeait le traitement, d'appliquer la méthode des bains froids, ni même celle des bains progressivement refroidis; les parents des malades repoussant obstinément cette médication nouvelle pour eux. Je doute même que les prescriptions relatives aux lotions et compresses vinaigrées aient été observées. Il a fallu s'en tenir à la médication symptomatique, aux toniques et à l'antisepsie intestinale.

CHAPITRE III

Étiologie de l'épidémie de Tauves. — L'eau des fontaines de la Halle souillée par la vase du lavoir des Gannes. — Acclimatement du bacille typhique dans la vase.

Je ne saurais aborder la discussion étiologique de l'épidémie de Tauves, sans rappeler sommairement ici quelle est aujourd'hui l'opinion admise, par tous les hygiénistes, sur la genèse de la fièvre typhoïde.

Il n'y a pas dix ans, c'était une question qui donnait lieu à d'ardentes controverses. Les doctrines de la spontanéité, celles de l'infection et de la contagion, ces deux dernières surtout, avec Murchison et W. Budd, se partageaient les esprits. La découverte du bacille typhique par Eberth de Zurich, qui le premier mit en évidence sa spécificité, a porté un coup mortel aux doctrines de la spontanéité et de l'infection. Elles ont dû céder le pas à la doctrine aujourd'hui triomphante des contagionistes et n'offrent plus qu'un intérêt purement historique.

Pour W. Budd, le chef de l'école contagioniste, la fièvre typhoïde, maladie éminemment contagieuse, naît de la fièvre typhoïde. Il appartenait à la bactériologie de compléter cette formule, par la notion de l'agent figuré, chaînon indispensable qui en relie les deux termes l'un à l'autre.

Les travaux des bactériologues nous apprenant que le bacille typhique pouvait se rencontrer hors de l'organisme humain, dans les milieux les plus divers : matières fécales, terre végétale, vase, fumier de ferme, eau plus ou moins pure, etc. ,sont venus nous donner la clé d'épidémies autrefois restées inexpliquées, lorsque toute relation de fièvre typhoïde à fièvre typhoïde échappait à l'observateur, à raison du temps écoulé.

Nous verrons, en étudiant l'épidémie de Tauves, jusqu'à quel point cette relation peut être lointaine.

Dès que le Dr Guérin eut constaté la nature de l'épidémie en présence de laquelle nous nous trouvions, notre première préoccupation fut d'en rechercher les causes, afin d'y remédier et d'arrêter, s'il était possible, la marche du fléau.

La fièvre typhoïde avait-elle été importée par un malade, ou bien était-elle née sur place ? Dans cette dernière hypothèse, quelle était la provenance du bacille typhique ; dans quel autre milieu qu'un organisme vivant avait-il pu se développer ; par quel mode de véhiculation avait-il pris possession des malades de Tauves ? Telles étaient les questions que nous avions à résoudre.

L'importation ? — On pouvait tout d'abord songer à la venue, dans ses foyers, d'un militaire en congé de convalescence, et qui, incomplètement guéri de la fièvre typhoïde, en aurait semé le germe autour de lui. Nous fûmes promptement fixé sur ce point. Des renseignements, pris à une source officielle, nous apprirent en effet que si deux soldats, appartenant à la garnison de

St-Étienne, étaient venus en congé à Tauves, les 22 décembre 1889 et 22 mai 1890; le premier, Antoine P..., relevait d'une pleurésie, le second était atteint d'une maladie des centres nerveux. Antoine P..., reparti pour St-Étienne le 20 mai 1890, devait nous prouver plus tard, fâcheusement pour lui, qu'il n'avait été pour rien, au mois d'avril, dans l'importation de l'épidémie à Tauves. Libéré du service militaire, à la fin de septembre, Antoine P... rentrait chez lui pour tomber malade de la fièvre typhoïde et en mourir le 10 octobre (obs. XL). Il fut une des dernières victimes de l'épidémie.

Fallait-il donc rechercher l'importateur parmi les 20 premiers malades?

L'enquête faite nous ayant révélé que trois d'entre eux, Marie B. femme G... (Obs. II), François B... (Obs. IV), Bertrand M...(Obs. XII), avaient quitté Tauves dans le cours de l'hiver, nous devions nous assurer qu'ils n'avaient pas été exposés à la contagion typhique durant leurs voyages. En ce qui concerne Marie B... et Bertrand M..., la preuve négative en a été faite, aussi rigoureusement qu'il était possible en pareille matière (voir aux observations). Pour François B..., cette preuve était plus difficile à établir, tant à raison de la multiplicité de ses voyages, que des circonstances dans lesquelles il les faisait : foires et marchés, marchés de Clermont-Ferrand, marchés de la Villette.

Mais n'était-il pas démontré par les faits eux-mêmes, qu'il n'existait pas d'importateur parmi les individus formant le groupe épidémique d'avril? La simultanéité des accidents prémonitoires, la massivité de la contagion, ne signifiaient-elles pas que l'infection typhique s'était produite presque en même temps, peut-être le même jour, chez nos 20 malades ? Il fallait bien admettre alors, que l'épidémie était autochtone, qu'elle avait pris naissance à Tauves même, à la faveur de circonstances spéciales qu'il s'agissait de déterminer.

Dans cet ordre d'idées, un premier fait s'imposa à notre attention ; celui de la localisation de l'épidémie au bourg de Tauves, et, comparativement à cette localisation, l'immunité dont jouissaient les villages voisins. La même immunité semblait également acquise, dans Tauves même, aux communautés des frères de St-Gabriel et des sœurs de la Miséricorde, dont la population, maîtres et élèves, était cependant en état marqué de réceptivité : jeune âge et encombrement.

Nous voulûmes nous rendre compte des causes probables de cette immunité et, procédant par voie d'élimination, nous ne trouvâmes, dans l'examen des conditions hygiéniques qu'offraient respectivement les groupes indemnes et la population frappée, qu'un seul point de dissemblance : l'eau potable.

Une minutieuse enquête vint établir que les habitants de Tauves, atteints en avril par l'épidémie, prenaient l'eau de boisson aux fontaines de la Halle, source de La Massonnerie, tandis que les communautés et les villages respectés par le fléau s'alimentaient à d'autres sources. Nous apprîmes en même temps que l'immunité de ces agglomérations n'était pas absolue et qu'elle comportait quelques exceptions. Une des pensionnaires du couvent des sœurs, Anna B... (Obs. XLIII), un élève des frères,

Joseph M... (Obs. XX), un élève de l'école communale de Tauves, Pierre D..., de Ribbes (Obs. XXXV), une habitante du village de Plagnes (Obs. XLVI), avaient, en avril et dans les premiers jours de mai, payé leur tribut à la fièvre typhoïde.

Devions-nous conclure de là que nous faisions fausse route en suspectant les eaux potables ? Pas le moins du monde ! et loin d'égarer nos recherches, ces cas exceptionnels allaient nous démontrer, comme une expérience de laboratoire, que nous étions dans la bonne voie en incriminant l'eau des fontaines de la Halle. Tous les malades dont je viens de parler avaient bu accidentellement de cette eau ; nous avons reçu à cet égard les renseignements les plus précis et les plus affirmatifs. Pour eux tous et pour Anna B... en particulier, la contagion ne pouvait reconnaître une autre cause.

Que s'était-il donc passé pour Anna B... ?

Cette enfant recevait fréquemment au couvent des visites de sa mère, sortait avec elle les jeudis et les dimanches et prenait dans ces occasions ses repas au dehors.

C'est ce qui est arrivé notamment les 27 et 30 mars ; Anna B... a bu ces jours-là de l'eau des fontaines de la Halle.

Le 3 avril, jour de son départ pour les vacances, l'enfant se plaignait déjà de malaises, le 15 avril elle s'alitait. Il y avait alors 18 à 20 jours qu'Anna B... avait bu de l'eau suspecte, et ces 18 à 20 jours représentent exactement — il importe de le faire remarquer — la durée moyenne d'incubation attribuée à la fièvre typhoïde. Or, étant données les conditions particulières de la vie d'Anna B..., conditions qui l'isolaient de tout contact morbigène, son cas devient absolument typique et probant.

Nous étions donc, comme on le voit, suffisamment autorisés par les faits à dénoncer l'eau potable comme le facteur probable de l'épidémie et à demander à l'administration locale, la mise en interdit de la source suspecte.

C'est ce que nous nous hâtâmes de faire et je dois à la vérité de dire que le maire de Tauves, M. Brun, se prêta dans cette circonstance, avec un louable empressement, à tout ce que nous lui demandâmes dans l'intérêt général.

Comme la ville de Tauves possède un certain nombre de puits et une autre fontaine qui n'ont rien de commun avec la source des fontaines de la Halle, on put supprimer l'eau de ces dernières sans que pour cela le public eût à en souffrir. Le maire fit donc ouvrir le canal de dérivation du réservoir supérieur, et l'eau de la source, à son point d'émergence, cessa de pénétrer dans la canalisation; cependant les fontaines de la Halle ne furent pas complètement taries ; un mince filet d'eau continua de couler.

Ce filet d'eau ne s'arrêta qu'après le nettoyage d'un regard intermédiaire traversé par la canalisation ; à son ouverture, ce regard fut trouvé rempli d'eau d'infiltrations provenant des terrains voisins, le canal d'évacuation étant obstrué. En ce point de leur parcours, les conduites des fontaines étaient munies d'une ouverture bouchée par un tampon de décharge, qui permettait la dérivation de la source en cas de réparation. Le canton-

nier de ville chargé du service des eaux attribua au ser-
rage imparfait du tampon le défaut d'étanchéité de la
conduite. Nous verrons plus tard que cette explication
n'était pas la vraie.

Quoi qu'il en soit, les fontaines de la Halle cessèrent
d'alimenter Tauves le 5 mai et ne furent remises en marche qu'au mois de juin.

Quelle influence cette mesure allait-elle avoir sur la
marche de l'épidémie, au regard de la population qui
faisait usage de l'eau des fontaines de la Halle ? Le
schéma de la page 31 rend visible l'effet obtenu :

Décroissance accentuée en mai, chute brusque et arrêt
complet de la morbidité en juin, après trois derniers cas.
Or étant donné que la moyenne de l'incubation est de
18 à 30 jours, c'était précisément en juin que devait se
produire sur l'évolution de la fièvre typhoïde, à Tauves,
l'effet utile de la fermeture de la source incriminée, s'il
était vrai qu'elle fût le principal facteur de l'épidémie.
Ce résultat a été d'autant plus marqué que l'analyse des
trois cas de juin nous démontre, à n'en pas douter, que
deux de ces cas sont dus à la cohabitation des récepteurs
avec un malade, tandis que le troisième peut reconnaître
pour cause la contagion par l'air, ou une infection hydrique à incubation prolongée.

En analysant (page 62) les 17 observations rapportées
au chapitre II, j'ai attribué à des circonstances locales
extérieures 30 cas dont je ne pouvais expliquer l'origine
par une transmission d'individu à individu. Ces 30 cas
sont-ils dus à l'eau des fontaines de la Halle ? Pour
25 d'entre eux, la réponse doit être affirmative ; mais, pour

les 5 autres, il m'est impossible d'en donner une explication satisfaisante, en dehors de l'hypothèse du contage par l'air ; hypothèse bien admissible du reste, étant donné que sur les 5 malades en question, 3 habitaient Tauves et qu'un autre y était venu plusieurs fois, au cours de l'épidémie (Obs. XXXIV). Quant au dernier malade, sujet de l'observation XLVIII, on peut admettre également la possibilité d'une contagion due à l'air, ou à des aliments pris par M..., le jour de son unique voyage à Tauves, chez un aubergiste de la localité.

Les fontaines de la Halle, avons-nous dit, ont été remises en marche vers le 15 juin. Mais, objectera-t-on, si ces fontaines avaient été, en avril, le facteur de l'épidémie, l'eau suspecte étant rendue en juin à la consommation, la fièvre typhoïde aurait dû reparaître à Tauves en juillet.

A quoi nous répondrons que la population avait été si bien frappée du résultat immédiat qu'avait produit sur l'évolution de l'épidémie la mesure prophylactique prise par la municipalité, que les eaux de la Halle ne pouvaient manquer de rester longtemps en défaveur ; alors surtout que l'habitude était prise de puiser l'eau potable à d'autres fontaines.

Lorsqu'il nous parut démontré que l'eau des fontaines de Tauves jouait le principal rôle dans la propagation de la fièvre typhoïde, nous voulûmes rechercher les causes auxquelles était due la souillure spécifique de cette eau.

L'enquête, changeant d'objectif, va également changer de lieu, et nous conduire au plateau de La Massonnerie, où naît la source des fontaines de la Halle.

Cette source, ai-je dit (p. 10) provient d'infiltrations qui, après avoir traversé la terre arable, puis une nappe de basalte extrêmement perméable à raison de sa forme fissurée, se réunissent au niveau d'une couche étanche d'argile sablonneuse. En amont du réservoir de captage, creusé dans cette couche d'argile, de vastes prairies naturelles, qui descendent en pente douce vers ce réservoir, occupent la surface du sol sur une étendue de 10 à 12 hectares.

Le territoire de ces prairies présente dans son ensemble une sorte de bassin incliné et ouvert du côté de Tauves, et dont la partie la plus basse, indiquée au plan (planche 11) par une ligne de points et de traits, forme le thalweg de la source. Sur les parties élevées et sèches de ces prairies, espacées autour d'un vaste demi-cercle, sont 4 maisons d'habitation, occupées par 16 personnes. Presque attenante à la plus importante existe une établerie qui reçoit un troupeau de 50 bêtes à cornes. Les fosses à fumier et à purin touchent ce bâtiment.

L'existence de ces habitations au point d'origine de la source nous fit penser à la contamination de l'eau par des fumiers et des matières fécales ; l'enquête nous démontra la réalité de cette hypothèse. Nous apprîmes en effet que le propriétaire des prairies en amont du réservoir avait fait l'épandage de ses fumiers en mars, et qu'au moment où il venait de terminer cet épandage, le 25 mars, une abondante pluie était survenue durant toute la journée.

Ce phénomène météorologique et la date du 25 mars sont à retenir. Ils coïncident avec la date que l'on peut assigner comme point de départ à la période d'incubation, chez les malades frappés en avril.

Une souillure banale pouvait-elle produire la fièvre typhoïde ? Nous ne le pensions pas ; et, dès lors, nos recherches portèrent sur la santé antérieure du petit groupe d'individus cantonnés dans le voisinage de la source. Ces recherches eurent un résultat négatif.

Toutefois, on appela notre attention sur diverses maladies épizootiques qui avaient sévi, en mars, sur le troupeau du sieur Ramade. Plusieurs vaches avaient avorté ; un certain nombre de veaux avaient succombé aux atteintes d'une maladie évidemment infectieuse, mais dont personne ne put nous indiquer la nature.

L'avortement épizootique dû à un micrococque banal, étudié par Nocard, n'avait pas de relation avec notre épidémie ; mais ne pouvait-on pas supposer que les veaux du sieur Ramade avaient péri d'une affection typhoïde ?

Cette hypothèse me fut inspirée par le souvenir des faits observés en 1878 par Huguenin et Walder à Kloten, canton de Zurich, — fièvre typhoïde due à l'ingestion de viande de veau infectée (1). — Les recherches de Kilcher, 1887, sur la dothiénentérie des animaux domestiques pouvaient encore justifier une supposition de cette nature (2) ; mais je devais reconnaître que les faits qui m'avaient été signalés ne fournissaient à mon enquête que des éléments par trop incertains pour servir de base à une conclusion acceptable.

(1) *Nouveau Dict. de médecine*, v° Typhoïde (fièvre), p. 535.
(2) *Journal d'hygiène*, 1888, p. 249.

J'allais aboutir, au surplus, à une constatation qui devait lever tous mes doutes et me convaincre de la parfaite
innocuité, à son point d'émergence, de l'eau des fontaines
de la Halle, malgré la souillure possible, et même certaine, de la source par les fumiers de l'étable Ramade.

Si l'on veut bien jeter un coup d'œil sur le plan an-
nexé à la relation, planche II, on verra que les maisons
les plus rapprochées de la fontaine-abreuvoir des Gannes, quartier nord de Tauves, n'ont pas été visitées par
la fièvre typhoïde. Les maisons dont je parle, qui sont
au nombre de 8 ou 9, comprennent plusieurs auberges,
très fréquentées par les habitants des communes du canton, que leurs affaires appellent à Tauves, pour les marchés de chaque semaine. Non seulement les habitants de
ces maisons, mais encore les clients des aubergistes,
ayant été épargnés par l'épidémie, la démonstration de
l'innocuité de l'eau des Gannes se trouvait clairement
faite. Mais comme la source de la fontaine des Gannes
n'est qu'un griffon de la source des fontaines de la Halle,
qu'elle provient du même territoire, qu'elle avait également été souillée par les fumiers du sieur Ramade, il
faut, par voie de conséquence, reconnaître pour la fontaine de la Halle, au point d'émergence de ses eaux, l'ab-
sence d'une souillure spécifique.

Ce point éclairci, le cercle des investigations, devenait
de plus en plus étroit. La seule hypothèse en présence
de laquelle nous nous trouvions désormais, pour expliquer la présence du bacille typhique dans l'eau des fontaines de la Halle — présence démontrée par les faits —
n'était autre que le défaut d'étanchéité de la canalisation.

Au moment de la fermeture de la source, le 5 mai, on avait constaté que des infiltrations se produisaient dans la conduite ; l'employé de la ville avait cru pouvoir les attribuer à l'obturation imparfaite du tampon de dérivation, logé dans un regard intermédiaire à la source et aux fontaines. Précisément à l'endroit où la conduite traverse la route nationale 122, pour aborder la rue du Thuel, ce regard est placé sur un côté de la route, dans le fossé même ; il reçoit par conséquent les infiltrations des eaux malpropres et des matières fécales jetées à la rue par les habitants des maisons voisines. Je rappellerai ici que ces maisons sont pour la plupart des auberges, où s'arrêtent de nombreux passants. La possibilité d'une souillure effective par les déjections d'un voyageur, atteint de la fièvre typhoïde, nous parut, en dernière analyse, la seule explication à fournir de la contamination des eaux de la Halle.

Nous avions donc clos notre enquête, convaincus de l'impossibilité d'arriver à un résultat plus satisfaisant, lorsque des faits nouveaux sont venus nous apporter la solution d'un problème que nous jugions insoluble.

Depuis le mois de juin 1890, sauf un cas unique en septembre, l'épidémie paraissait éteinte, quand au mois de mars de cette année, la fièvre typhoïde réapparut à Tauves, frappant, à six jours de distance, deux maisons qu'elle avait épargnées en 1890. Les deux malades, atteints presque en même temps, les 15 et 21 mars, succombèrent l'un et l'autre, après trois semaines de maladie.

Ce réveil de l'épidémie effraya la population et le souvenir de l'expérience de 1890 décida aussitôt la municipalité à interrompre l'eau des fontaines de la Halle. De plus, comme il avait été reconnu :

1° Que le réservoir supérieur était construit dans des conditions défectueuses ;

2° Que le captage des eaux était trop à fleur de terre ; — on entreprit sous la direction de l'agent voyer du canton, M. Bardin, des travaux qui devaient remédier à cette situation.

Aussitôt que la source fut dérivée, le fait qui s'était produit en 1890 se reproduisit de nouveau. La canalisation, qui ne recevait plus rien du réservoir de La Massonnerie, continua néanmoins à donner de l'eau. On visita le regard intermédiaire dont j'ai parlé, page 70 et l'on constata que le défaut d'étanchéité de la conduite n'exis-

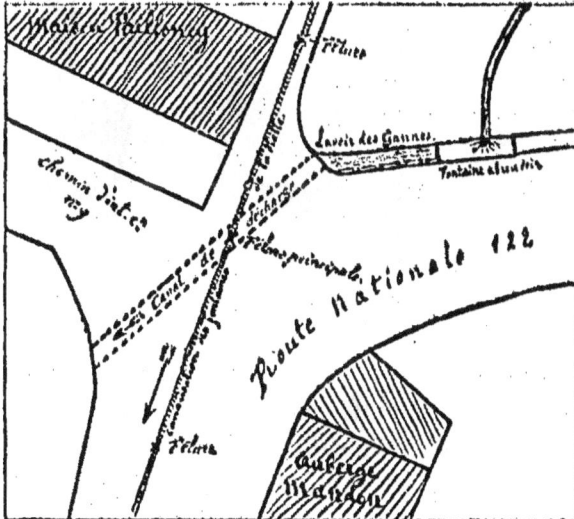

tait pas au tampon de dérivation, comme on l'avait cru l'année précédente. On ouvrit alors des tranchées en plusieurs endroits, pour visiter la canalisation, et l'on ne tarda pas à découvrir que les tuyaux en ciment, qui conduisaient l'eau à la Halle, présentaient, en trois points, des fêlures par lesquelles pénétraient des eaux d'infiltrations. Une de ces fêlures se rencontrait notamment au point précis où la conduite croisait le canal de décharge du lavoir des Gannes.

Le plan ci-dessus montre clairement la situation respective de la conduite et du canal, quant à la direction de leurs axes ; mais il est des rapports non moins importants à connaître, ce sont ceux qu'affecte cette conduite avec le radier du canal. La figure ci-dessous les met bien en évidence.

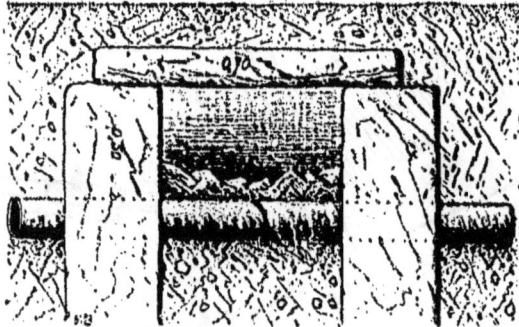

Ces rapports sont tels que, dans la traversée de l'égout du lavoir, les tuyaux en ciment qui forment la conduite se trouvent à un niveau inférieur de 10 à 15 centimètres tout au plus à celui du radier, dont le pavé est tout dégradé ; et que, dès lors, ces tuyaux baignent dans une vase d'autant plus infecte, qu'elle est imprégnée de substances organiques incessamment apportées par l'eau du lavoir.

Deux autres fêlures moins importantes que celle dont je viens de parler existaient, en amont et en aval de celle-ci, à cinq ou six mètres de distance, en des points où les tuyaux, transformés en véritables drains, se trouvent enfouis à même le terrain, dans un sol extrêmement mouillé, à 0 m. 80 cent. de profondeur ; voir le plan page 77.

M. l'agent voyer Bardin, directeur des travaux, à l'obligeance duquel je dois tous les renseignements techniques que je puis consigner ici, m'a appris que les trois cassures constatées occupaient le lieu précis du raccordement des segments de la conduite, et qu'elles s'expliquaient « par l'emploi, mal fait en ces points, d'un ciment de qualité inférieure ». A cette première cause venaient s'en joindre d'autres, telles que le passage, sur le trajet de la canalisation, de voitures lourdement chargées, ou bien encore le tassement du sol. Toutes ces constatations étaient de la plus haute importance, mais elles ne me permettaient pas d'affirmer, a priori, la spécificité de la souillure.

Le bacille pathogène existait-il dans la vase qui se mêlait à l'eau des fontaines de la Halle ? — Comment et quand avait-il pu y être ensemencé ? — C'est, tout d'abord, la possibilité de cet ensemencement que je m'attachai à rechercher.

A cet égard, de très minutieuses investigations m'ont ramené aux premiers jours de l'année 1887 ; j'ai pu acquérir la preuve qu'à cette date le linge des typhiques de Tauves (importation de l'épidémie de Clermont-Ferrand, page 27), avait été lavé dans l'eau des Gannes. Pareil fait s'était déjà produit lors de l'épidémie de 1885. En dehors de ces deux époques, il est impossible de découvrir une autre cause de souillure spécifique.

Au cours des travaux entrepris par la municipalité, lorsque le canal du lavoir des Gannes fut ouvert, on le trouva obstrué en différents endroits par de la vase. Pour arriver aux tuyaux de ciment des fontaines, il fallut, en certains points, traverser une couche de vase sablonneuse de 25 à 30 centimètres d'épaisseur.

Je me suis fait envoyer des échantillons de cette vase, pris au contact des cassures du tuyau : 1° dans le canal même du lavoir ; 2° dans les terrains en dehors du canal, en amont et en aval, à des profondeurs diverses ; j'ai soumis ces échantillons à l'examen microbiologique de M. le Dr Chantemesse, directeur du laboratoire de bactériologie de la Faculté, qui, les ayant étudiés, a obtenu des cultures extrêmement intéressantes au point de vue de la démonstration que je poursuis.

M. Chantemesse a bien voulu m'apprendre : 1° que parmi les micro-organismes contenus dans la vase des Gannes, il s'en est trouvé qui offrent à peu de choses près les caractères morphologiques du bacille typhique ; 2° que le développement et l'évolution des colonies du bacille en question le différenciaient nettement des bacilles saprophytes et tendaient à l'identifier avec le bacille d'Eberth (1).

(1) La colonie qui se comporte le plus nettement comme une colonie de bacilles typhiques provient d'un échantillon de terrain pourri et vaseux, recueilli à 0,90 centim. de profondeur et à 5 mètres de distance du canal du lavoir, sur le trajet des tuyaux de ciment. (Voir le plan, p. 77).

Le savant bactériologue estime, sans toutefois se prononcer définitivement, et sous réserve du contrôle d'un nouvel examen, que ce bacille doit être le bacille typhique.

Ces *très* intéressantes et précieuses indications ne sont-elles pas de nature à entraîner la conviction, alors qu'on les rapproche, des faits établis par l'enquête ? — Peut-on douter que le bacille spécial découvert dans la vase du canal des Gannes soit autre que le bacille d'Eberth, alors : 1° qu'il est certain que cette vase pénétrait dans la canalisation d'eau potable ; 2° que les individus frappés les premiers au début de l'épidémie étaient ceux-là seulement qui faisaient usage de l'eau ainsi contaminée ; 3° qu'il a suffi de la fermeture desdites fontaines pour modifier absolument la marche de l'épidémie ; 4° que non seulement la contagion était dès le début restreinte aux seuls habitants qui s'alimentaient aux fontaines de la Halle, mais encore, signe particulier, que ces habitants paraissent avoir été frappés le même jour, comme s'ils avaient bu le poison à la même coupe.

C'est dans l'abondante pluie survenue le 25 mars 1890 que je trouve l'explication plausible de ce dernier fait.

En temps ordinaire les tuyaux d'amenée d'eau, dont le diamètre est de 6 centimètres, ne sont pas remplis par l'eau que débite la source de La Massonnerie ; partant, l'écoulement s'y produit comme dans un canal à air libre, sans déterminer de phénomènes d'hydrostatique. La pluie subite et très abondante du 25 mars ayant transformé momentanément ces tuyaux en un véritable siphon amorcé, on comprendra, sans que j'aie à m'étendre davantage, par quel mécanisme la vase et le terrain

B.   6

« pourri », dans lesquels baignait la canalisation, se sont trouvés aspirés par les fissures les plus ténues.

Si, comme tout porte à le faire croire, l'intensité de l'infection est directement proportionnelle à la dose du poison ingéré, on devra reconnaître, étant donnée la gravité extrême des cas de fièvre déclarés en avril, 5 décès pour 20 cas, que la vase entraînée le 25 mars dans la conduite de la Halle devait être extraordinairement imprégnée de bacilles typhiques.

L'hypothèse que j'émets en ce moment relativement à l'action mécanique de la pluie du 25 mars, est loin d'être fantaisiste ; elle est, au contraire, physiologiquement confirmée par les calculs auxquels on peut se livrer sur la durée de l'incubation chez nos vingt premiers malades.

Mais comment le bacille typhique avait-il pu être ensemencé dans la vase du lavoir des Gannes ? Sur ce point, dussé-je rencontrer des incrédules, je n'hésite pas à faire remonter au lavage du linge des typhiques de 1887, dans l'eau de ce lavoir, l'ensemencement des colonies que nous retrouvons si florissantes en 1890. La pullulation bacillaire s'est faite dans la vase, à la façon d'une tache d'huile gagnant en étendue et en profondeur. C'est ainsi qu'ont été finalement infectés à des profondeurs diverses, de bacilles et de leurs spores, les terrains dans lesquels a été creusé le canal du lavoir des Gannes (1).

Si jusqu'à présent, croyons-nous, une aussi longue existence du bacille typhique dans le sol n'avait pu être

(1) Ce travail de pénétration était favorisé par cette circonstance, que le canal en question est construit à pierres sèches, et qu'il traverse des terrains d'une porosité extrême.

affirmée, elle avait été du moins soupçonnée en mainte circonstance ; plus d'un observateur l'avait même signalée comme probable.

Flügge regarde la terre et ses produits comme les principaux moyens de conservation et de diffusion des spores typhoïdes.

Arnould dit que l'éclosion de certaines épidémies, sans importation apparente actuelle, dans de petites localités qui n'ont eu la fièvre typhoïde qu'à une date très antérieure, ferait volontiers songer à la conservation des germes dans le sol.

Alison, dans son étude sur l'étiologie de la fièvre typhoïde, cite de nombreuses observations tendant à démontrer la longue vitalité du contage de la fièvre typhoïde, en dehors de l'organisme humain.

M. le professeur Brouardel admet que les bacilles typhiques existent longtemps dans le sol, et qu'y étant une fois ensemencés ils y pullulent (1).

Le Dr Tryde, à l'occasion de l'épidémie bénigne de la caserne de la marine à Copenhague, a trouvé des bacilles dans le sol « pourri », à 5 pieds de profondeur ; les cultures faites donnèrent des bacilles identiques au bacille de Gaffky (2).

Carl Fränkel a constaté en 1887 que le bacille typhique, quoique plus résistant que d'autres, ne vit à la profondeur de deux ou trois mètres que pendant une partie de l'année, de juin à décembre exclusivement (Zeitschrift f. Hygiene, t. II, p. 511, 1887).

(1) P. BROUARDEL. Épidémie de Pierrefonds, p. 10.
(2) Dictionnaire des sciences médicales, v° Typhoïde (fièvre).

La vase (1) paraît être un milieu des plus favorables au bacille typhique. Les faits abondent pour le démontrer.

Signalons en première ligne une expérience de MM. Chantemesse et Widal, qui, ayant semé des bacilles sur l'eau d'un flacon dont le fond était recouvert de terre et de sable, ont constaté, au bout de deux mois, que les bacilles tombés sur le sable étaient parfaitement susceptibles de revivification. MM. Chantemesse et Widal rapportent une expérience analogue, fournie en 1885 par l'épidémie de la caserne de la Nouvelle-France. Le curage d'un réservoir fut suivi d'une épidémie de fièvre typhoïde (2).

Dans ses recherches au cours de l'enquête sur l'épidémie de Clermont-Ferrand, en 1886 (3), M. Chantemesse a découvert le microbe typhique dans le dépôt vaseux du réservoir d'alimentation d'une maison de Clermont-Ferrand.

Une très intéressante enquête du Dr Léon Baraduc de Saint-Éloy, sur une épidémie à Mons, relate des faits du même genre. *Huit mois* après le lessivage du linge de deux typhiques, une source d'eau potable, dont le trop-plein se déversait dans le lavoir où avait lieu ce lessivage, se trouva infectée par le bacille typhogène. Le lavoir en question étant au-dessous de la fontaine, il a donc fallu que le bacille envahît par diffusion de ses colonies tout

(1) Surtout la vase des lavoirs, à raison sans doute de son alcalinité, due au savon et à la lessive.

(2) CHANTEMESSE et WIDAL. *Archives de physiologie*, 1887. Bacille typhique.

(3) BROUARDEL et CHANTEMESSE. *Annales d'hygiène*, mai 1887.

le sol circonvoisin, pour arriver à contaminer l'eau potable qui circulait dans une canalisation rudimentaire à
parois non étanches.

La vitalité du bacille dans le sol est bien mise en évidence
par cette relation. Mais invoquera-t-on, à l'encontre de ma
thèse, la différence entre une période de huit mois à Mons
et celle de trois ans que nous trouvons à Tauves ? Je ne
pense pas que la comparaison puisse m'être objectée. Si
le fait constaté à Mons est admis, les considérations tirées
du temps écoulé ne peuvent entamer en rien mes conclusions sur la genèse de l'épidémie de Tauves et sur sa relation avec l'épidémie de 1887.

Un de mes amis, le Dr Grellet, dans la relation très cons-
cieusement étudiée d'une épidémie qui éclata à Montignat
en 1882, sans qu'il fût possible d'établir une importation
quelconque, me fournit un argument de même nature (1).
Mais, ici, cinq années se sont écoulées entre l'ensemencement du lavoir où a été lavé le linge des typhiques et
la contamination de la fontaine voisine, creusée à même
dans le sol à un niveau de très peu supérieur à celui du
lavoir. Dans la circonstance, la relation de fièvre typhoïde
à fièvre typhoïde était si éloignée que le Dr Grellet, repoussant la théorie de Budd, dut admettre cependant,
tout en ayant une préférence marquée pour la doctrine
de Murchison, que le germe de la fièvre typhoïde existait
tout formé dans le sol du village. Ce que nous connais-
sons aujourd'hui sur le bacille typhique, son habitat, ses

(1) Relation d'une épidémie de fièvre typhoïde à Montignat, en
novembre 1882. (Clermont-Ferrand, 1883.)

mœurs, nous donne la clé de l'épidémie de Montignat.
Sauf quelques variantes, les choses s'y sont passées
comme à Mons, avec cette particularité toutefois que
le bacille, à Montignat, vivait depuis cinq années hors
de l'organisme humain. La seule épidémie à laquelle on
pût rattacher celle de 1882 remontait, en effet, à 1877.

S'il fallait encore une autre preuve pour démontrer
une fois de plus la longue durée du bacille dans la vase,
ne la trouverions-nous pas dans cette remarque de Du-
rand-Claye sur l'épidémie de Paris en 1882. Des dra-
gages exécutés en pleine eau, dans le bassin de la Villette, disséminèrent dans la masse aqueuse les germes
typhiques qui pullulaient dans la vase, et donnèrent à l'eau
de l'Ourcq une nocuité toute spéciale.

Tous ces faits, il me semble, sont plus que suffisants
pour légitimer les conclusions de cette thèse en ce qui
concerne la longue durée du bacille typhique, hors de
l'organisme humain, dans certains milieux naturels,
notamment dans la vase et dans la terre humide.

CONCLUSIONS

En résumé :

L'épidémie de Tauves reconnaît pour facteur principal et primordial l'eau des fontaines de la Halle.

La relation de cause à effet est démontrée :

1° Par l'éclosion soudaine de cas multipliés, limités au début de l'épidémie aux individus qui avaient fait usage de cette eau dans leur alimentation ;

2° Par la cessation de l'épidémie concordant à Tauves, foyer principal, avec la fermeture de la source incriminée, 18 à 30 jours après cette fermeture ;

3° Par cette constatation que le groupe atteint en avril partageait avec les habitants des villages de la commune de Tauves, et ceux des deux communautés de Tauves restés indemnes de fièvre typhoïde, les mêmes conditions de climatologie, de sol, d'hygiène générale, et ne s'en distinguait que par l'usage de l'eau des fontaines de la Halle ;

4° Par la constatation effective de la pénétration dans une conduite d'amenée d'eau, non étanche, de vase souillée par des matières organiques, et par la présence dans cette vase d'un bacille, que sa forme et son évolution biologique identifient avec le bacille typhique.

Si, comme le démontrent les premiers résultats de l'examen bactériologique dans leur rapprochement avec les faits de l'enquête, le bacille découvert dans la vase du lavoir des Gannes est bien le bacille typhique, il paraît vraisemblable d'admettre que l'ensemencement de ce bacille remon... à 1887.

Je me permettrai d... ., en forme de conclusion finale, d'émettre la propositio... nivante :

Le bacille typhique p... ., en dehors de l'organisme humain, s'acclimater dans ...ertains milieux extérieurs naturels.

Il a pu, notamment à Tauves, en conservant ses propriétés infectieuses, vivre et pulluler durant trois années dans la vase du lavoir des Gannes. et dans les terrains immédiatement au voisinage du canal d'évacuation de ce lavoir, dans lesquels on le retrouve encore aujourd'hui.

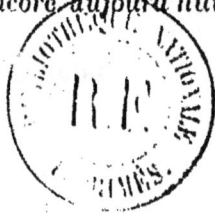

IMPRIMERIE LEMALE ET Cᵉ, HAVRE

Pl. 1.

Coupe Géologique des terrains de TAUVES et de la MASSONNERIE.

Coupe schématique.

Ville de TAUVES

Gneiss

Gneiss

Sable très argileux

Gneiss

Gneiss

Pl. 11

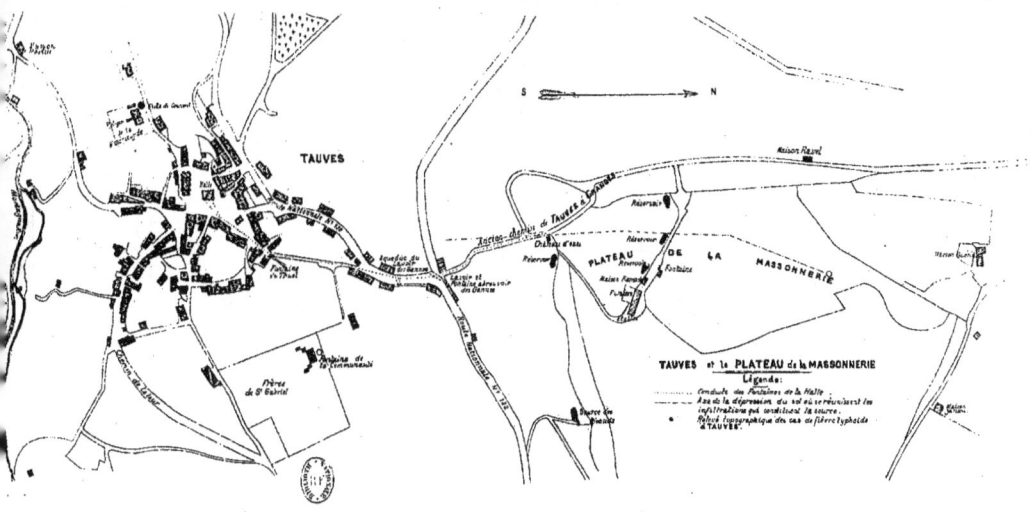

TAUVES et le PLATEAU de la MASSONNERIE

Légende:
Conduite des Fontaines de la Halle
Axe de la dépression du sol où se réunissent les infiltrations qui conditionnent la source.
Relevé topographique des cas de fièvre typhoïde à TAUVES.

Pl. III.

Mars 1890. _ Pluie ou Neige _ Température _ Hauteurs barométriques.

Avril 1890. _ Pluie ou Neige _ Température _ Hauteurs barométriques.

Pluie Temp: Barom: 1 . 2 . 3 . 4 . 5 . 6 . 7 . 8 . 9 . 10.11.12.13.14.15.16.17.18.19.20.21.22.23.24.25.26.27.28.29.30.31

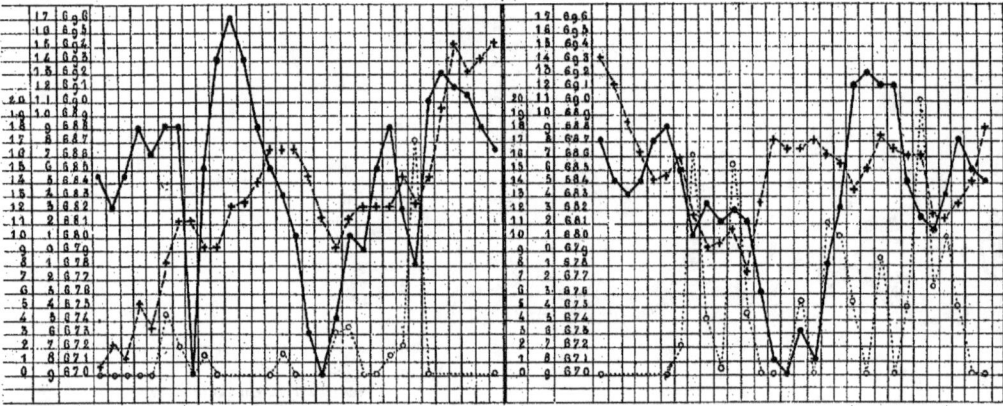

Pluie Temp: Barom: 1 . 2 . 3 . 4 . 5 . 6 . 7 . 8 . 9 . 10.11.12.13.14.15.16.17.18.19.20.21.22.23.24.25.26.27.28.29.30.

Pluie ou neige : o ......   Température : +---   Hauteur Barom: ●

(1) Nombre de malades atteints de fièvre typhoïde du 15 au 30 Avril: à **TAUVES**, 20; dans les environs, 1.

A LA MÊME LIBRAIRIE

IMPRIMERIE LEMALE ET Cie, HAVRE

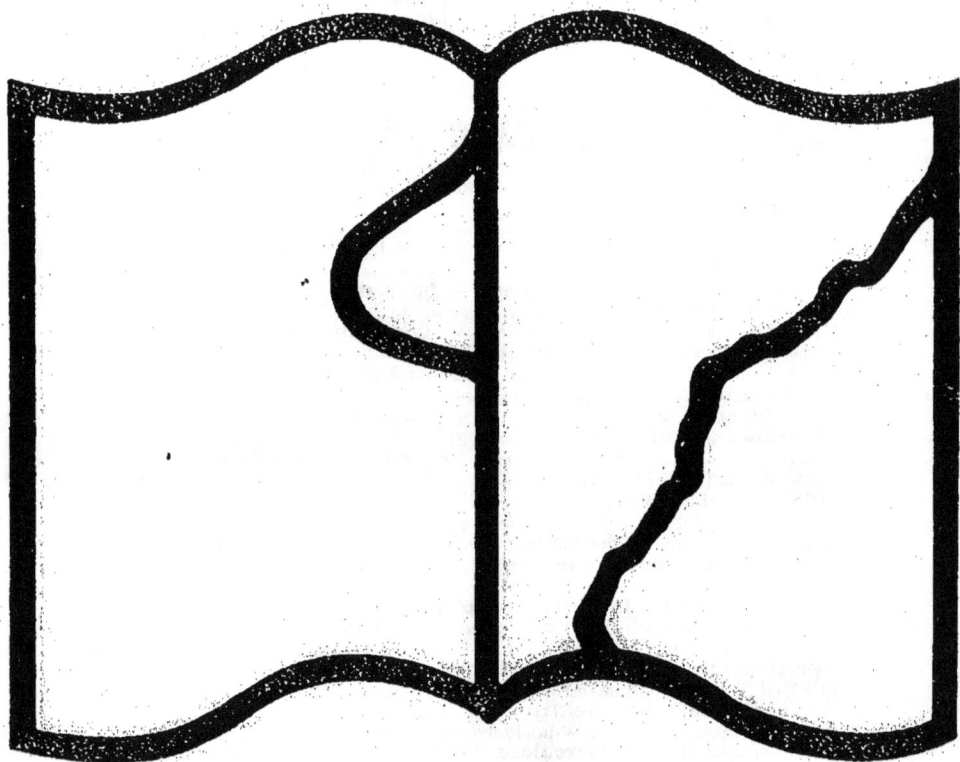

Texte détérioré — reliure défectueuse

NF Z 43-120-11

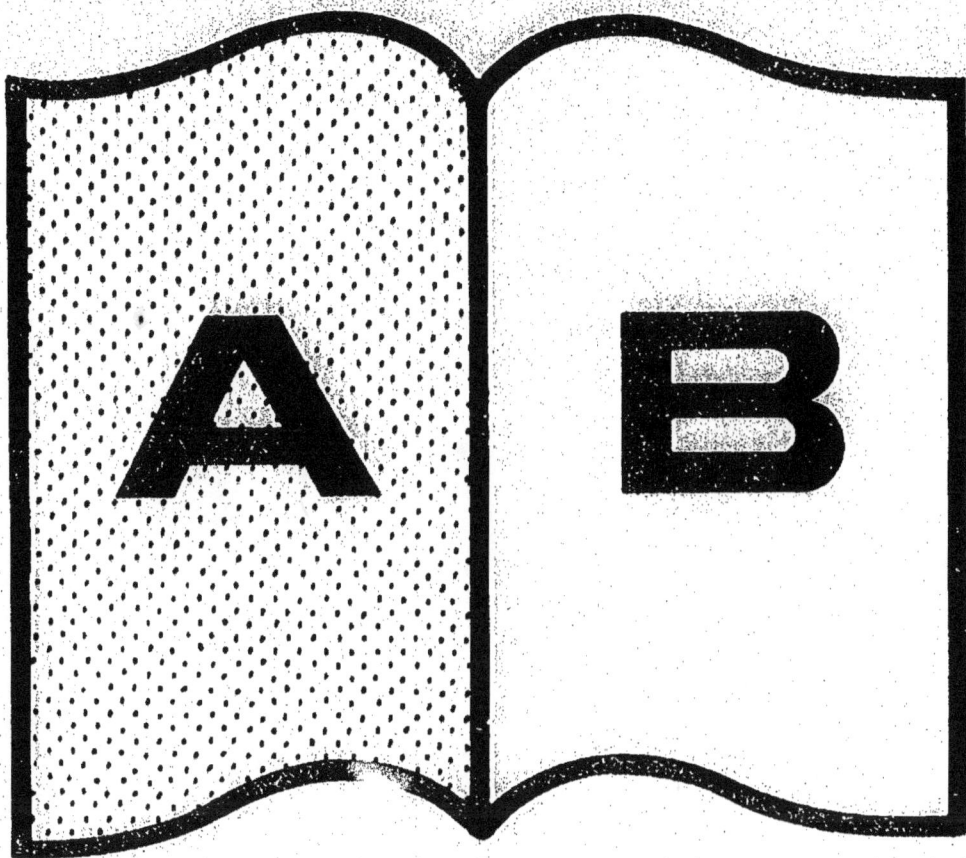

Contraste insuffisant

NF Z 43-120-14

www.ingramcontent.com/pod-product-compliance
Lightning Source LLC
Chambersburg PA
CBHW050552210326
41521CB00008B/935